获得国家重点研发计划"重大慢性非传染性疾病防控研究"资助
（课题编号 2017YFC1308802）
获得上海内镜微创协同创新中心、上海市消化内镜工程技术研究中心资助

复旦大学上海医学院研究生教材

消化内镜治疗学
Therapeutic Endoscopology

主　编　周平红　钟芸诗　姚礼庆

学术秘书　时　强

参编人员（按章节先后排序）

周平红	蔡明琰	诸　炎	刘歆阳	徐晓玥	秦文政
黄　媛	蔡世伦	张　震	刘祖强	徐佳昕	任　重
刘靖正	钟芸诗	时　强	齐志鹏	张丹枫	陈巍峰
陈天音	张轶群	陈世耀	黄晓铨	李全林	马丽黎
朱博群	何梦江	邰娉婷	林生力	胡健卫	成　婧
胡　皓	朱　亮	付佩尧	姚礼庆	孙　迪	余　情

复旦大学 出版社

前　言

　　随着人们健康意识的提升和消化内镜诊疗器械的发展,消化内镜已经不仅仅是一种检查工具,还可以开展多项外科微创治疗。消化内镜在早期癌症诊断、内镜下治疗,以及黏膜下肿瘤的诊治等方面扮演着越来越重要的角色,而且一些既往需要外科手术的疾病,例如贲门失弛缓症、早期消化道癌症等,现在可以通过内镜微创手术治疗,且达到和外科手术同样的治疗效果。近几年,在消化内镜诊疗技术飞速发展、不断创新的基础上,消化内镜治疗学(therapeutic endoscopology)逐渐成为一门独立的学科。

　　复旦大学附属中山医院内镜中心(简称内镜中心)是国内率先引进并开展内镜黏膜下剥离术(ESD)的单位之一。在此基础上,先后率先开展了治疗贲门失弛缓症的经口内镜下肌切开术(POEM),并首创治疗黏膜下肿瘤的内镜全层切除术(EFTR)、隧道内镜肿瘤切除术(STER)等,许多新技术处于世界领先的地位。

　　复旦大学附属中山医院的内镜诊治始于 20 世纪 50 年代。1956 年 8 月,李宗明教授用德国产半曲式胃镜进行了国内较早的胃镜检查。1968 年,朱无难和刘厚钰教授开展胃镜诊疗工作,为今天中山医院胃镜的发展奠定了基础。1972 年,外科主任王承棓教授完成了全结肠镜检查(中山医院第 1 例),带动了我国结肠镜的发展。1975 年,内镜中心开展食管静脉曲张内镜下硬化剂注射和套扎技术。1976 年,王承棓教授和吴光汉教授在国内开展经内镜逆行性胰胆管造影(ERCP)技术治疗胆道疾病。

　　1992 年,在姚礼庆教授的努力下内镜中心正式成立。从此,中山医院的内镜工作全面展开并迅猛发展。1997 年,内镜中心开展内镜下胃和小肠造瘘技术,解决不能进食患者的肠内营养问题。1998 年,张善身教授创造了个人检查胃镜的吉尼斯世界纪录(46 316 例次)。1999 年,内镜中心开展了急性结直肠梗阻的内镜下引流术,同时创新性地开展结肠癌急性肠梗阻患者应用金属支架引流＋腹腔镜二期切除治疗,即"双镜治疗";同年,率先在上海建立内镜抢救"24 小时"绿色通道制度,即不分昼夜和节假日,对消化道出血、急性化脓性胆管炎、食管异物和肠梗阻等患者进行抢救。

　　2006 年,内镜中心周平红教授开展内镜黏膜下剥离术(ESD),使内镜中心成为国内较早开展 ESD 的单位之一。2007 年,周平红教授在国际上率先将 ESD 技术应用于治疗消化道黏膜下肿瘤,并命名为内镜黏膜下挖除术(ESE);同年周平红教授又创新开展无腹腔镜辅助的内镜全层切除术(EFTR)治疗固有肌深层的黏膜下肿瘤。2010 年 8

月，周平红教授在国际同期、国内最早开展经口内镜下肌切开术（POEM），内镜中心成为世界首批开展 POEM 治疗单位，从手术方式创新、适应证扩展和并发症系统评价等方面创新 POEM 治疗新策略，并被欧美和日本等国广泛使用。2011 年，徐美东教授在 POEM 和 ESD 的基础上国际首创黏膜下隧道内镜肿瘤切除术（STER）。该手术获国际认可并成为食管固有肌层肿瘤治疗首选。POEM 和 STER 的开展，开创了内镜技术的新纪元，即"隧道内镜治疗学"。

目前，内镜中心以内镜微创治疗为特色，以诊疗消化道早期癌症、消化道黏膜下肿瘤、贲门失弛缓症和急性肠梗阻为专长。常规开展的内镜治疗项目主要有：无痛胃肠镜检查，小肠镜检查，胶囊内镜检查，磁控胶囊检查，十二指肠镜检查，鼻胃镜检查，放大染色内镜早期癌症精查，内镜下胃、小肠造口术，消化道超声内镜检查，超声内镜下细针穿刺，胃镜下止血和异物取出术，食管静脉曲张破裂出血的结扎和硬化剂治疗，十二指肠镜乳头括约肌切开治疗胆总管结石，胆道镜取石，急性梗阻性化脓性胆管炎的引流治疗，急性肠梗阻引流治疗，消化道狭窄的扩张或内支架治疗，贲门失弛缓症气囊扩张治疗，胃和肠息肉摘除术，ESD，内镜下全层切除术（EFR），ESE，STER，POEM，黏膜下隧道内镜憩室中隔离断术（STESD），内镜下放射状切开术（ERI），消化内镜经胃保胆取石手术，消化内镜经胃胆囊切除手术，内镜下抗反流黏膜切开术（ARMS），双镜治疗等。

内镜中心一直承担复旦大学上海医学院本科生、研究生和成人职业教育等教学任务，累计完成 50 余套多媒体教材的编写。内镜中心培训全国各地进修学习人员数千人次。内镜中心多项内镜新技术为国际首创，不仅吸引了越来越多的国内进修医生，也吸引了包括美国梅奥诊所等机构在内的多名欧美知名专家来参观学习。目前，已经接待 150 多名国外医生到内镜中心进修，开创了国外医生排队来中国学习内镜技术的先河。

鉴于消化内镜治疗学逐渐成为一个热门的学科，内镜中心尝试开设"消化内镜治疗学"研究生选修课，组织临床一线医生编写本书，让更多的医学生更早地接触和了解消化内镜治疗学。本书根据医生的临床工作经验和学术交流的成果对自己熟悉的领域进行概括总结，既注重基础知识的普及，又有前沿技术的介绍。主要内容包括：早期消化道癌症的诊治、消化道黏膜下肿瘤的诊治、超声内镜的应用、ERCP 的操作及进展、小肠镜和胶囊内镜的临床应用、急诊消化内镜的概念、常见内镜诊疗并发症及其处理、人工智能技术在消化内镜中的应用和消化内镜诊疗的培训等。本书可以使读者了解消化内镜治疗学基本的知识，了解消化内镜治疗学的发展历程，从中学习医学创新过程并了解微创未来发展趋势。

2020 年 8 月

目 录

第一章

内镜微创切除治疗
——由表及里，由内而外

自 2006 年内镜黏膜下剥离术（endoscopic mucosal dissection，ESD）引进中国后，内镜微创切除治疗经历了蓬勃发展的 10 余年历程，切除范围由内而外、由表及里、由器质性走向功能性疾病。本章梳理了内镜微创切除领域近 10 余年的发展历程，并展望各项技术的运用前景和未来面临的挑战。

第一节　　内镜微创切除治疗历史

消化内镜发明之初是被用来"窥探"消化道空腔脏器内部结构和病灶的。因此，最初被称为"内窥镜"，使医生对疾病"眼见为实"地诊断。经过近一个世纪的发展，1955 年，Rosenberg 报道利用硬式乙状结肠镜进行息肉切除术。1973 年 Dehyle 第 1 次报道使用高频电刀对早期病变进行微创切除。由此，电外科的发展为内镜下微创治疗奠定了基础。在 1984 年，日本医生首先报道的在利用圈套器进行"剥离活检术（strip biospy）"的基础上，发展出内镜下黏膜切除术（endoscopic mucosal resection EMR）。1988 年，一种称为"局部注射高渗盐水肾上腺素混合液的内镜下切除术（endoscopic resection with local injection of hypertonic saline epinephrine solution，ERHSE）"的技术由 Hirao 团队提出，这种技术需要用针刀环周切开病变黏膜及周围正常黏膜，从而保证达成 R0 切除；但它需要高超的技术以保证术中不穿孔。该技术即是内镜黏膜下剥离术（ESD）的雏形。随着 20 世纪 90 年代 IT 刀的发明，ESD 标准化式式的推广以及 ESD 适应证的探索，巩固了 ESD 对早期胃癌治疗的地位，内镜微创治疗真正进入蓬勃发展的时期——由表及里，由内而外，由器质性走向功能性。

第二节　　黏膜病变的内镜治疗

对于黏膜病变的内镜治疗,EMR/ESD 已经成为成熟的体系。我国于 2018 年发布的《早期胃癌内镜下规范化切除的专家共识意见》制订的扩大适应证以及欧美制订的指南确定早期胃癌内镜下切除的适应证为:①不论病灶大小,无合并溃疡存在的分化型黏膜内癌;②肿瘤直径≤30 mm,合并溃疡存在的分化型黏膜内癌;③肿瘤直径≤30 mm,无合并溃疡存在的分化型黏膜下癌(浸润深度<500 nm);④肿瘤直径≤20 mm,无合并溃疡存在的未分化型黏膜内癌。国内经过 10 余年的发展,早期胃癌 ESD 治疗已经成为一线治疗方案。而 2018 年日本胃癌协会公布的 eCura 系统更是规范了 ESD 术后预后的判断、后续治疗以及术后随访(详见第四章)。

对于早期肠癌以及大肠侧向发育型肿瘤的 ESD 治疗,虽然在亚洲接受度较高,但在欧美各国的接受度并不高。随着既往证据以及回顾性研究的累积,在 2018 年美国胃肠病协会(American Gastroenterological Association,AGA)关于 ESD 的临床实践建议中提出,所有结肠直肠病变都应当评估是否适合进行内镜下切除术。大多数结肠直肠肿瘤在没有深层黏膜下浸润或晚期癌症的情况下,可以先通过内镜微创技术进行治疗。

第三节　　黏膜下肿瘤的内镜治疗

在内镜下诊断技术不断发展的过程中,消化道黏膜下肿瘤(submucosal tumor,SMT)的检出率也逐年增高。如果说内镜微创切除从黏膜层走向黏膜下层这一过程主要是由日本医生主导的话,那么从黏膜下层走向固有肌层则是由中国医生跟随、引领并在 SMT 治疗领域逐步超越。2018 年,由复旦大学附属中山医院内镜中心牵头,中华医学会消化内镜学分会外科学组、中国医师协会内镜医师分会消化内镜专业委员会及中华医学会外科学分会胃肠外科学组制订了《中国消化道黏膜下肿瘤内镜诊治专家共识(2018 版)》。

针对不同消化道起源层次、大小以及部位的 SMT,可选择的内镜微创切除技术主要包括内镜圈套切除术、内镜黏膜下挖除术(endoscopic submucosal excavation,ESE)、内镜全层切除术(endoscopic full-thickness resection,EFTR),以及经黏膜下隧道内镜肿瘤切除术(submucosal tunneling endoscopic resection,STER)(图 1-1)。

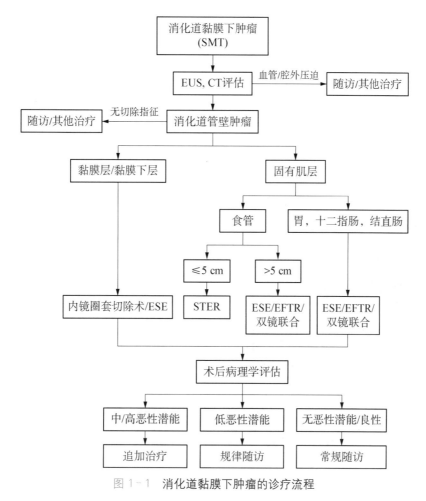

图 1-1 消化道黏膜下肿瘤的诊疗流程

SMT，消化道黏膜下肿瘤；EUS，超声内镜；ESE，内镜黏膜下挖除术；STER，经黏膜下隧道内镜肿瘤切除术；EFTR，内镜全层切除术

第四节 固有肌层、浆膜层及腔外病变的内镜治疗

一、基于 ESD 的自然腔道内镜手术

随着内镜微创技术的进一步发展，内镜医生的视野也逐步突破了消化道管壁的限制，进入患者的胸腔、腹腔也不再是一个微创治疗的禁忌证，经自然腔道内镜手术（natural orifice transluminal endoscopic surgery，NOTES）的理念应运而生。NOTES是一种不经皮肤切口，而是通过自然腔道（如口腔、阴道、尿道及肛门等）置入软式内镜治疗疾病的全新术式，能够达到减轻术后疼痛、缩短术后恢复期、避免伤口感染和腹壁

疝、体表无瘢痕等微创要求,具有明显的优势。2004年,Kalloo等就已顺利完成了首例经胃腹腔活检术的动物实验,推动了NOTES技术的发展。传统的NOTES技术主要包括NOTES之胆囊切除术以及NOTES之阑尾切除术。

第1例NOTES胆囊切除术由Marescaux等于2007年开展,使用双钳道内镜经阴道路入,在脐孔附近用2 mm气腹针维持气腹并提供牵引。此后,动物模型中经胃及经结肠路入陆续报道,但均使用腹腔镜引导,或使用双内镜或其他经腹壁器械提供牵引,故仍需行皮肤切口。内镜中心自2019年来已完成数十例内镜下经胃胆囊切除术(endoscopic transgastric cholecystectomy, ETGC),仅用单一单钳道内镜完成操作,全程不引入其他切口,真正实现了无痛、无瘢痕胆囊切除(图1-2)。

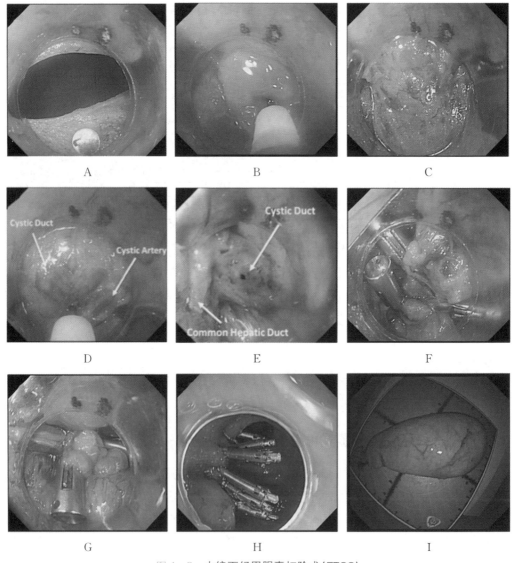

A   B   C

D   E   F

G   H   I

图1-2 内镜下经胃胆囊切除术(ETGC)

在 NOTES 之阑尾切除术方面，一项研究对德国 NOTES 登记数据库（German NOTES Registry）中的数据资料进行了综合分析，共分析了 15 个中心的 181 例经阴道阑尾切除术和 1 个内镜中心的 36 例经胃阑尾切除术，表明 NOTES 之阑尾切除术具有中转开腹手术率低、术中术后并发症发生率低、术后住院时间短且无死亡病例的优势。经阴道和经胃的阑尾切除术在探寻阑尾的过程中可能出现损伤周围脏器以及缝合不满意等不良事件。为了改进这些手术难点，我们内镜中心开展了肠镜下经盲肠的阑尾切除术探索，可以在直视下观察阑尾血管并进行确切电凝烧灼，避免损伤周围组织及脏器。对腹腔内的积血和积液同样可以经内镜进行冲洗，以减少术后腹腔脓肿发生的可能。目前，已完成数例 NOTES 阑尾切除术，术后患者转归良好。

二、隧道内镜

隧道内镜技术属于以 ESD 技术为基础的一种 NOTES 技术。其充分利用消化道管壁的天然层次，将疏松的黏膜下层与固有肌层之间剥离，建立一个人工管状隧道，使黏膜入口处与切除病灶之间形成一段安全距离，从而进行固有肌层、浆膜层及腔外病变的手术治疗，降低了内镜下闭合创面的难度；同时减少或避免由自然腔道直接穿刺或切开引起的消化道漏、腹腔感染及周围组织脏器损伤的风险。随着内镜器械的更新，IT 刀、钩刀等电切技术逐渐被应用于黏膜下层隧道的建立，减少了由钝性分离造成隧道内出血的发生。目前，最为常用的隧道内镜技术主要有经口内镜下肌切开术（peroral endoscopic myotomy，POEM）和 STER。

POEM 治疗贲门失弛缓症最早由 Inoue 等于 2010 年报道，在世界范围内得到了迅速的发展，内镜中心李全林等报道了迄今样本量最大的单中心研究结果，564 例患者行 POEM 后 1、2、3、4 和 5 年临床有效率分别为 94.2%、92.2%、91.1%、88.6% 和 87.1%。目前，POEM 已成为治疗贲门失弛缓症的首选治疗方法，是新兴 NOTES 技术用于临床的成功案例。POEM 的各种变种也展现出了潜力。例如，G-POEM 用于切开幽门括约肌治疗糖尿病胃轻瘫或近端胃大部切除术后幽门狭窄，先天性新生儿幽门肥厚狭窄；STESD（又称 D-POEM）治疗食管憩室等。

同样基于隧道技术，STER 也体现了隧道内镜技术的优势，纳入 180 例患者的内镜经黏膜下隧道肿瘤切除术长期疗效评价表明，STER 对黏膜下肿瘤整块切除率达 90.6%，并发症发生率为 8.3%。目前，STER 已被应用至腔外肿瘤的切除，可以保证瘤体表面完整性，减少术后漏和继发感染的发生。除了上述术式之外，还有胰腺术后假性囊肿的隧道切除等不断涌现的新技术，不断拓展隧道内镜的内涵，充分说明隧道内镜技术是消化内镜医生微创治疗的重要手段。

第五节　内镜治疗的前景

纵观这 10 余年的发展历史,内镜微创切除治疗逐步经历了由内而外、由表及里、由黏膜层到浆膜层、由器质性病变到功能性病变的发展。在整个过程中,我们的初心不变——为患者提供更安全、更微创的治疗方法。

简言之,内镜微创外科基本要求:快速,安全,简便。未来内镜外科发展方向:规范,创新,国际化。内镜已经成为另外一把真正意义上的外科手术刀,欢迎更多的外科医生加入内镜微创治疗队伍,希望越来越多的外科医生能一手拿刀、一手拿镜,共同推动内镜微创治疗的大发展!

(周平红　蔡明琰　诸　炎　刘歆阳)

第二章

胃肠镜诊疗的基础知识

第一节　　上消化道内镜

一、应用解剖

(一) 食管

食管是连接咽与胃之间的消化管道,全长平均约 25 cm,左右径 3 cm、前后径 2 cm。食管壁分为黏膜层、黏膜下层、固有肌层及外膜。

食管有 3 个生理狭窄:第一生理狭窄位于食管的起始处,距门齿约 15 cm,平第 6 颈椎;第二生理狭窄位于主动脉与左主支气管交叉处,距门齿约 23 cm,平第 4、5 胸椎,相当于胸骨角水平;第三生理狭窄位于横膈食管裂孔处,距门齿约 40 cm,平第 10 胸椎。这些狭窄是异物易停留的部位,也是食管癌的好发部位。

内镜下食管分为 3 段:上段距门齿 15~24 cm,黏膜光滑,散在纵行毛细血管网;中段距门齿 24~32 cm,表面可见密集的树枝状毛细血管网,该段食管 9~12 点处可见主动脉弓与主支气管分叉所致的管腔内凹陷性切迹,3~4 点处可见脊柱椎体压迫管腔所致的串珠状坡状隆起;下段距门齿 32~40 cm,表面可见密集栅栏状毛细血管网。

(二) 胃

胃是从胃食管结合部起至幽门间的袋状器官。胃壁分为黏膜层、黏膜下层、固有肌层及浆膜层。

胃有两口、两壁和两缘。入口为贲门,与食管相连;出口为幽门,与十二指肠相接。两壁即为前壁和后壁。两缘包括胃小弯和胃大弯,小弯侧凹而短,大弯侧凸而长。

内镜下胃的分部依次为贲门、胃底、胃体、胃角、胃窦及幽门。胃体又分为上、中、下 3 个部分。正常胃黏膜呈均匀的橘红色,黏膜光滑,表面由一层透明的黏液附着。黏膜层由单层柱状上皮、固有膜和黏膜肌层构成。胃的固有腺体主要有 3 种:贲门腺、胃底胃体腺和幽门腺。根据腺体的分布,胃黏膜可分为贲门腺区(食管胃连接处以下 1～3 cm)、胃底胃体腺区(胃底胃体)及幽门腺区(胃窦和幽门)。

(三) 十二指肠

十二指肠位于幽门与空肠之间,长 20～30 cm,全段肠管呈"C"形包绕胰头。主要分为 4 个部分:球部、降部、水平部及升部。管壁分为黏膜层、黏膜下层、固有肌层和外膜。

通常,胃十二指肠镜仅能观察到十二指肠降部,达不到水平部。球部后壁有一较急的转弯,内镜通过此处进入降部,球降交界以下称为球后。降部中段内侧壁可见十二指肠乳头,有时可见副乳头。十二指肠乳头呈半球状隆起,有时可见细小的开口,乳头下方有 2～3 条纵行皱襞,这是识别乳头的重要标志。

二、胃镜检查的适应证与禁忌证

通过胃镜能直接、清晰地观察食管至十二指肠降部的黏膜情况,同时可获得病理组织,使诊断更为可靠。随着内镜及相关技术的发展,其检查安全性提高了。因此,胃镜检查的适应证相当广泛。

1. 适应证 ①有上消化道症状者;②原因不明的上消化道出血,急性出血可行急诊胃镜检查,以确定病因并进行止血治疗;③须定期复查的病变,如术后胃溃疡、癌前病变等;④高危人群的普查;⑤需有在胃镜下治疗的情况,如早期消化道癌、食管异物等。

2. 禁忌证

(1) 绝对禁忌证:拒绝检查者。

(2) 相对禁忌证:①严重心肺疾患;②食管、胃及十二指肠急性穿孔者;③咽喉部疾患内镜不能插入者;④腐蚀性食管损伤的急性期;⑤肠梗阻,疑为十二指肠以下的病变。

三、检查前准备

1. 患者饮食 胃镜检查前须禁食 8 h,上午检查者建议前一日晚餐后禁食,下午检查者建议检查当天早上 6 点前可进食少量流质、8 点后禁食。

2. 麻醉选择 目前,胃镜检查中应用较多的仍是咽喉部局部麻醉,具有简便、省时、省力等优点,适用于众多体质良好的患者。国内常用的局部麻醉药物有 2% 丁卡因、2%～4% 利多卡因和 0.5%～1% 达克罗宁等。对于精神紧张、严重高血压、冠心病等患者则需适度镇静,甚至需在全身麻醉状态下完成检查。选择无痛内镜检查的患者需在检查前经麻醉医生评估全身情况,检查时由专职麻醉师静脉注射短效麻醉剂,让患者在睡眠状态下完成检查。

3. 器械准备 检查前应将胃镜与光源、吸引器、注水瓶连接好。检查胃镜角度控制旋钮并置于自由位置,以及检查注气、注水、吸引器功能是否工作正常。观察镜面是否清晰,治疗台上需配备 20 ml 注射器,抽取生理盐水备用,以注水冲洗、清洁视野。备好已消毒的口圈、弯盘及纱布等必需用物。

4. 心理准备 核对患者信息,询问病史;向患者介绍内镜检查相关内容,取左侧卧位,轻度屈膝,头稍后仰,去除义齿(假牙),轻咬口圈;告知患者插镜时配合做好吞咽动作,如有恶心感,可做深呼吸;尽量消除患者的恐惧感,争取患者的配合,以免影响操作和观察。

四、内镜检查注意事项

1. 术中 胃镜检查过程中易发生呼吸、循环系统的变化,但通常还是比较安全的;对于高龄、有心肺并发症和无痛麻醉者,术中宜检测心率、血压和氧饱和度。活检时要充分接近活检目标,切勿在血管静脉瘤或粗大静脉处活检。对于有出血倾向者,如长期口服阿司匹林、华法林等,应在相关医师指导下停药5~7天后再行检查。

2. 术后 患者检查后2 h可进食,胃镜检查完成后要观察至清醒,不能驾车,应由家属陪同。

五、并发症

1. 麻醉相关并发症 镇静与麻醉相关的心肺并发症是诊断性内镜操作最常见的并发症。轻者仅表现为生命体征的变化,重者可出现心肌梗死、呼吸抑制及休克等。

2. 检查相关并发症

(1) 出血:常见原因如下。①活检出血;②检查过程中剧烈恶心、呕吐,引起贲门黏膜撕裂出血;③原有食管胃底静脉曲张等病变,检查时擦伤或误作活检;④内镜擦伤黏膜,尤其是有出血性疾病的患者。故内镜操作动作要轻柔,活检时要避开血管,活检后常规观察片刻,如遇出血,应局部和(或)全身应用止血药,必要时行内镜下止血治疗。

(2) 穿孔:最易发生穿孔的部位是下段食管和咽喉梨状窝。原因:①患者不配合,检查者动作粗暴;②恶性肿瘤等病变致管腔狭窄,内镜强行通过;③由溃疡、憩室等基础疾病,过度注气致穿孔。一旦发生穿孔,应立即禁食、胃肠减压及抗感染治疗,并尽早手术。

第二节 下消化道内镜

一、应用解剖

大肠由黏膜、黏膜下层、肌层和浆膜层组成,其平均长度男性约为161 cm(99~246 cm),女性约为158 cm(91~369 cm)。大肠大致可分为盲肠、结肠和直肠。结肠又可分为乙状结肠、降结肠、横结肠和升结肠。其中盲肠内径最宽(8.5 cm),乙状结肠内径最小(2.5 cm)。自盲肠至乙状结肠肠段肌层外面有3条纵行肌束,称为结肠带。由于结肠带的存在,横结肠、升结肠的肠腔呈三角形。由结肠半月形皱襞形成的分节状膨出,称结肠袋。

二、适应证与禁忌证

近年来,随着内镜技术的不断发展,通过结肠镜可以对大肠进行直观而确切的检查,内镜下治疗也成为未来微创外科发展的方向。但不管是出于诊断还是治疗目的,结肠镜检查都有潜在的风险,必须严格掌握其适应证和禁忌证。规范利用结肠镜是安全、有效地进行检查的重要保障。

1. 适应证 ①原因不明的下消化道出血;②原因不明的腹泻;③结肠息肉、早期癌症的诊治;④钡灌肠发现异常,需进一步明确诊断;⑤原因不明的低位肠梗阻;⑥腹部肿块无法排除大肠及末端回肠疾病;⑦大肠癌普查;⑧其他内镜下治疗,如结肠扭转、肠套叠复位及结肠异物取出等。

2. 禁忌证 ①严重心肺功能不全可能出现心脑血管意外者,休克,腹主动脉瘤,急性腹膜炎,肠穿孔,极度衰弱不能耐受术前肠道准备及检查者等均属禁忌;②妊娠期、月经期及大量腹水患者,腹腔内粘连、慢性盆腔炎等患者如必须检查时,应由有经验的术者小心进行。③对重症溃疡性结肠炎、多发性结肠憩室患者应看清肠腔进镜,勿用滑进方式推进结肠镜。④曾做腹腔尤其是盆腔手术或曾患腹膜炎者,有腹部放疗史者进镜时宜缓慢、轻柔,发生剧痛时则应终止检查,以防发生肠壁撕裂、穿孔。⑤精神病患者及不能配合检查者,常规结肠镜检查为禁忌,但在无痛苦结肠镜技术下可顺利完成检查或治疗。

三、术前准备

1. 患者准备 检查前一天中午进食少渣易消化的半流质,忌食绿色蔬菜、西红柿、西瓜等带渣带籽的食物及水果。检查前一天晚上只能进食流质(如牛奶、豆浆、羹、汤等),餐后服用清洁肠道泻药,服用清肠剂前后及服药期间可加喝清水,或葡萄糖水,或清汤等透明无渣液体,禁忌服用咖啡、西瓜汁及橙汁等有渣流质。检查当天早上禁食、禁饮。便秘者于检查前进低脂、少渣半流质、流质 1～2 天,特别强调术前 2 天内不得进食蔬菜、水果等。需服抗高血压等药物者,起床后用少量水送服。降糖药不能服用。

2. 肠道准备 检查前服用泻药是最常用、最可靠的方法。一般来说,口服泻药时间在检查前 6～8 h 是比较理想、效果较好的。因此,检查者可根据检查时间推算口服泻药时间。口服泻药后应尽量饮水,一方面可以补充大量腹泻造成的体液丧失;另一方面可以增加液体容量,增加肠道清洁度。但肠镜诊疗前 6 h 不能再饮水,以防诊疗过程中患者呕吐。如果清肠效果不理想,可立即再饮泻药或重新准备,如未泻而采用清洁灌肠法,即使是行高位灌肠 3～4 次,通常能清洁左半结肠。

目前,常用的泻药有:①口服聚乙二醇电解质,常见的有"和爽"和"舒泰清"。这两种泻药主要成分均为聚乙二醇 4 000 和硫酸钠,并配以氯化钠、氯化钾、碳酸氢钠等物质制成的一种复方散剂,清肠效果好,且不会破坏体内水、电解质平衡,也不会令肠内菌群失调。②口服磷酸钠盐电解质:服用磷酸钠盐后患者肠内形成短暂的高渗环境,引起渗透性腹泻,口感略优于聚乙二醇电解质,且饮水量略少,患者依从性好。由于磷酸钠盐是通过渗透作用产生腹泻,要注意血清离子异常,对于 55 岁以上人群、脱水、肾脏疾病、急性结肠炎及胃排空延迟、服用影响肾功能药物的患者谨慎使用。

3. 麻醉选择　肠镜检查过程中一般会有解大便的感觉;因为要充气撑开肠腔,所以普遍有胀气的感觉;进镜时因肠壁牵拉,大部分患者会感觉明显疼痛。通常肠镜检查时间比胃镜长,一般需要 10~20 min,有的患者甚至需要更久的时间,这与患者体型、有无腹部手术史、结肠是否冗长扭曲以及医生操作的熟练程度等相关。对于敏感怕痛、精神紧张的患者可选择无痛肠镜检查,检查前需经麻醉医生评估全身情况,通过后方可进行检查。由麻醉医生应用镇静剂及(或)镇痛剂,使患者在浅睡眠的麻醉状态下接受检查。

四、内镜检查注意事项

1. 术中　肠镜插入时严格按照"循腔进镜"的基本原则,严禁滑行较长距离,遇有阻力和患者剧烈腹痛,应立即退镜,循腔再进,切忌暴力插镜。控制检查和治疗过程中的注气量。发现病变活检时应避开血管,对于口服阿司匹林、华法林等有出血倾向的患者应停药 5~7 天后再活检。对于无痛麻醉患者,应做好心率、氧饱和度的监测。

2. 术后　一般肠内气体不多者无须留观,而术中较痛苦、肠腔内较多气体者,应在退出肠镜前吸出积气,或辅助扩肛帮助排气,观察 1~2 h,确认无意外后方可离开。若患者腹痛较剧,应注意除外穿孔。术后无不适且未行活检者可予普通饮食,而术中疼痛较重或活检者应进食软食、忌剧烈运动。接受无痛肠镜检的患者需在完全清醒后由家属陪同离开,不能自行驾车。

五、并发症

1. 肠壁穿孔　肠壁穿孔是较常见的并发症,最常发生于乙状结肠。结肠内容物液体成分少而细菌含量多,故腹膜炎出现得较晚,但较严重。一部分结肠位于腹膜后,穿孔后容易漏诊,常导致严重的腹膜后感染。

对于较小或不完全的腹膜内穿孔,可采用金属夹缝合的方法;同时给予禁食、禁水、胃肠减压、抗感染等非手术治疗处理。严密观察病情变化,一旦病情加重应急诊手术治疗。对于较大的穿孔,患者症状、体征较重,需急诊手术。

2. 出血　少量的便血,可暂不处理,密切观察病情变化;如出血量增加,可立即行内镜检查,找到出血部位后,可采取内镜下止血措施,一般均能使出血停止。出血量较大时,同时给予静脉补液、应用止血药物。如果上述方法均不能止血,且患者处于休克状态时,应做好手术准备。

3. 肠系膜浆膜撕裂　该并发症比较罕见,临床上通常无特殊症状,较难诊断。出血量较大时可表现为腹腔内出血征象,伴腹膜刺激征,腹腔穿刺有诊断价值。有腹腔内出血者一旦确诊应急诊手术,伴有休克者,在抗休克治疗的同时进行手术治疗。

4. 肠绞痛和腹胀综合征 结肠镜的刺激,加上患者精神紧张,引起迷走神经兴奋,会导致肠管痉挛性疼痛。如果镜身没有拉直,肠襻不断扩大,手法旋转镜身也会诱发剧烈的肠绞痛。当患者腹部疼痛较剧烈时,及时拉直镜身,并给予精神上的安慰,短时间内基本都能自行恢复。若症状较重,在排除肠穿孔的情况下,可肌内注射解痉剂。

检查或治疗过程中如果注气过多,或者术前应用过多的镇静剂,可引起术后较长时间严重的腹部胀痛,即肠镜术后的腹胀综合征。主要表现为术后严重的腹胀、腹痛,症状类似于肠穿孔,X线平片只能看到肠襻充气。此时需密切观察患者的腹部症状和体征,以防肠穿孔。腹胀综合征的患者一般均能自行缓解,无须特殊处理;而肠穿孔患者的症状会不断加重,大多需手术治疗。在治疗结束后尽可能吸尽肠内残气,以防发生并发症。

（徐晓玥 秦文政 黄 媛）

第三章

早期食管癌的内镜诊疗

一、早期食管癌的定义

表浅型食管癌:局限于黏膜层和黏膜下层,有或无淋巴结转移的食管癌。

早期食管癌:目前,国内公认的定义是病灶局限于黏膜层和黏膜下层,不伴有淋巴结转移的食管癌。

二、早期食管癌的分型及分期

依据全消化道巴黎分型(2005):表浅型食管癌分为隆起型病变(0～Ⅰ)、平坦型病变(0～Ⅱ)和凹陷型病变(0～Ⅲ)。

0～Ⅰ型又分为有蒂型(0～Ⅰp)和无蒂型(0～Ⅰs)(有蒂型在早期食管癌中非常少见)。0～Ⅱ型根据病灶轻微隆起、平坦、轻微凹陷分为0～Ⅱa、0～Ⅱb和0～Ⅱc 3个亚型。0～Ⅰ型与0～Ⅱa型病变的界限为隆起高度达到1.0 mm,0～Ⅲ型与0～Ⅱc型界限为凹陷深度达到0.5 mm,同时具有轻微隆起和轻微凹陷的病灶根据隆起/凹陷比例分为0～Ⅱc+Ⅱa和0～Ⅱa+Ⅱc型。凹陷和轻微凹陷结合的病灶根据凹陷/轻微凹陷比例分为0～Ⅱc+Ⅲ和0～Ⅲ+Ⅱc型(图3-1)。

早期食管癌分为黏膜内癌和黏膜下癌:黏膜内癌分为M1、M2和M3;黏膜下癌分为SM1、SM2和SM3。分述如下。

(1) M1(原位癌/重度异型增生,Tis):指病变仅局限于上皮内(epithelium,EP),未突破基底膜。

(2) M2:指病变突破基底膜,浸润黏膜固有层(lamina propria mucosa,LPM)。

(3) M3:指病变浸润黏膜肌层(muscularis mucosa,MM)。

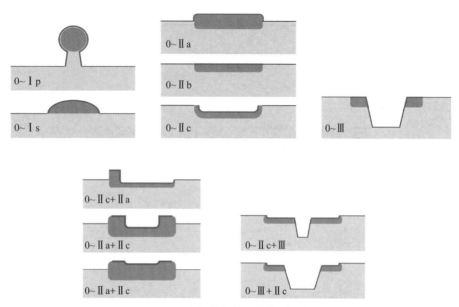

图 3-1　消化道病灶巴黎分型示意图

（4）SM1：指病变浸润黏膜下层上 1/3。

（5）SM2：指病变浸润黏膜下层中 1/3。

（6）SM3：指病变浸润黏膜下层下 1/3。

对于内镜下切除的食管鳞癌标本，以 200 μm（SM1 与 SM2 的分界）作为区分黏膜下浅层和深层浸润的临界值（图 3-2）。

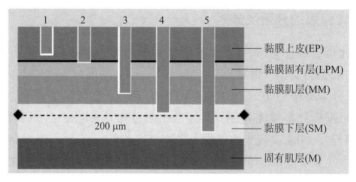

图 3-2　食管癌浸润深度示意图

第二节　早期食管癌的内镜诊断方法

一、普通白光内镜

目前临床上上消化道疾病最常用的内镜检查技术，亦是食管癌筛查的最基本技术。

白光内镜(white light endoscopy，WLE)下病变检出率受操作者经验影响较大，且难以评估病变大小、范围及浸润深度，仅能大致发现可疑病灶区域，影响活检的精准性，导致很多癌前病变及早期癌症漏诊。因而，检查中常需结合化学染色或电子染色方法进行观察以提高病变检出率。

早期食管癌白光内镜下主要表现为大片或连续片状黏膜充血、颗粒状或粗糙不平、盘状或亚蒂样隆起、片状糜烂或表浅溃疡、宽基丘状隆起、大片颗粒状并呈结节样隆起等黏膜表浅病变。

二、色素内镜

将各种化学染料喷洒在食管黏膜表面后，使病灶与正常黏膜在颜色上形成鲜明对比，在白光内镜发现可疑病灶的基础上更清晰地显示病灶范围，并指导进行选择性活检，以提高早期食管癌的检出率。

1. 卢戈碘染色　正常鳞状上皮细胞内富含糖原，遇碘可变成深棕色，而早期癌症及异型增生组织内糖原含量减少甚至消失，呈现不同程度的淡染或不染区。根据病变着色深浅、范围大小及边缘形态进行活检定性，可提高高危人群早期鳞癌及异型增生的检出率。此为临床最常用的化学染色方法。

2. 甲苯胺蓝染色　甲苯胺蓝为碱性染料，其中的阳离子可与组织细胞的酸性物质相结合使之呈蓝色。因病变细胞富含丰富核酸，故该法对于早期食管癌及其癌前病变的检出有一定价值。

3. 联合染色　联合染色可使各染色方法之间取长补短，充分发挥各自优势，提高早期食管腺癌及鳞癌的检出率。

三、电子染色技术

通过特殊光学处理实现对食管黏膜的电子染色，时间短便于反复切换观察。

1. 窄带成像技术(narrow band imaging，NBI)　窄带成像技术采用窄带滤光器滤去了红光，留下中心波长分别为 540 nm 和 415 nm 的绿光和蓝光。蓝光为主的窄带光波穿透力弱、照深度浅，而绿光为主的窄带光波穿透力强，对于黏膜下层血管显示效果较好，从而实现了特殊的光学染色效果。该技术近几年发展迅速，已广泛应用于临床，对早期食管癌的诊断价值已得到公认，并有取代碘染色的趋势。

2. 智能电子分光技术(flexible spectral imaging color enhancement，FISE)　此技术将白光分解成不同波段，可观察黏膜层状结构及黏膜血管血流动力的情况，通过电子成像技术使病变部位与正常黏膜对比更加鲜明。该法侧重于对早期食管癌的精查。

3. 蓝激光成像(blue laser imaging，BLI)　联合使用 410 nm、450 nm 两种波长的激光，分别对表面黏膜及深部黏膜进行显像，通过重新合成，可更好地显示病变黏膜结构层次，使成像更加丰富。在不放大的情况下，就可使棕色成像的早期食管癌与周围正常黏膜形成鲜明对比。

四、放大内镜

放大内镜是在普通内镜前端配置可调焦的放大系统,配合电子染色观察提高诊断早期食管癌的精准性。

五、超声内镜

超声内镜(endoscopic ultrasound,EUS)是利用前端置有超声探头的内镜,对可疑病变进行超声扫描,可明确病变层次、浸润深度及有无淋巴结转移,实现对病变进一步精查。

正常食管壁:可分为黏膜层、黏膜肌层、黏膜下层、固有肌层及外膜层,在超声内镜下分别表现为高、低、高、低及高5个回声区。

早期食管癌的超声表现:为管壁黏膜层增厚,黏膜层次紊乱、中断及层间分界减小或消失。普通超声内镜结合高频超声探头可更精准地评估食管癌的浸润深度。

六、共聚焦显微内镜

共聚焦显微内镜(confocal laser endomicroscopy,CLE)是将组织放大到1 000倍,从微观角度显示细胞和亚细胞结构,称为光学活检。

七、自发荧光内镜

自发荧光内镜(autofluorescence imaging,AFI)是利用氩镉激光、氮激光作为激发光源,用高敏摄像机摄取食管组织不同区域荧光,利用良性和恶性组织成像颜色差异加以区分(临床上较少用于食管癌的诊断)。

第三节　早期食管癌的内镜治疗方法

一、早期食管癌的术前评估

1. 术前影像评估　包括病变范围、层次及淋巴结转移评估。

(1)超声内镜:见前述。

(2)电子染色内镜结合放大内镜:食管表浅型病变上皮乳头内毛细血管袢(intrapapillary capillary loops,IPCL)的形态与病变性质密切相关。窄带成像技术结合放大内镜可通过观察IPCL和黏膜微结构使病变黏膜与正常黏膜更好地区分,并在一定程度上了解病变深度(图3-3)。

(3)其他:如CT、MRI、PET/CT等,主要了解淋巴结转移情况,评判NM分期。MRI:和CT价值相当,不做首选。PET/CT:M分期优势明显,不作为常规手段。

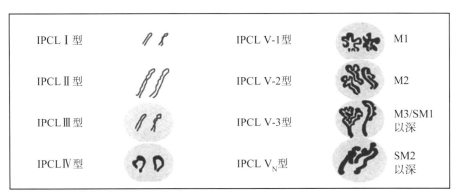

图 3-3　早期食管癌 IPCL 形态

2. 术前病理评估　术前病理评估及治疗方法选择,见表 3-1。

表 3-1　胃肠道上皮性肿瘤维也纳分型(修订版)

分类	诊　　　断	临 床 处 理
1	无肿瘤/异型增生	随访
2	不确定有无肿瘤/异型增生	随访
3	低级别上皮内瘤变 　低级别腺瘤 　低级别异型增生	随访或内镜下切除*
4	高级别上皮内瘤变 　4.1　高级别腺瘤/异型增生 　4.2　非浸润癌(原位癌) 　4.3　可疑浸润癌 　4.4　黏膜内癌	内镜下切除或外科手术局部切除*
5	黏膜下浸润癌	手术切除*

*:处理方式的选择应综合考虑病变大小、浸润深度(通过内镜、影像学或 EUS 等评估)以及患者年龄、伴随疾病等因素。

二、早期食管癌的内镜下治疗

（一）治疗原则

与传统治疗相比,早期食管癌内镜下治疗创伤小、并发症少、恢复快、费用低,两者疗效相当,5 年生存率均为 95% 以上。原则上,无淋巴结转移或淋巴结转移,风险极低、残留和复发风险低的病变均适合行内镜下切除术。

（二）早期食管癌内镜下切除的适应证与禁忌证

1. 绝对适应证　病变局限在上皮层或黏膜固有层的 T1a 期食管癌,淋巴结转移风险极低,内镜下切除可获得根治。

2. 相对适应证 病变浸润黏膜肌层(M3)或黏膜下浅层(T1b～SM1),黏膜下浸润深度 200 μm,未发现淋巴结转移的临床证据;范围>3/4 环周、切除后狭窄风险大的病变可视为内镜下切除的相对适应证,但应向患者充分告知术后狭窄等风险。黏膜下浸润深度>200 μm 的病变发生淋巴结转移的风险高,建议采取与进展期肿瘤相同的处理方式。

3. 禁忌证 明确发生淋巴结转移的病变;若术前判断病变浸润至黏膜下深层,有相当比例患者内镜下切除无法根治,原则上应行外科手术治疗;一般情况差、无法耐受内镜手术者。

4. 相对禁忌证 非抬举征阳性者;伴发凝血功能障碍及服用抗凝剂的患者,在凝血功能纠正前不宜手术;术前判断病变浸润至黏膜下深层,拒绝或不适合外科手术者。

(三)内镜下切除的方法

1. 内镜下黏膜切除术(EMR) 是指内镜下将黏膜病灶整块或分块切除,用于胃肠道表浅肿瘤诊断和治疗的方法。

2. 透明帽吸引法黏膜切除术(EMRC) 是指利用内镜前端安置的透明帽对病变进行吸引,再行圈套切除,对操作技术要求不高,并发症少,目前较为常用,但可切除的病变大小受透明帽的限制。

3. 内镜下分片黏膜切除术(EPMR) 是指用传统 EMR 不能一次完整切除的较大病灶,将病灶分块切除,适用于直径>2 cm 的巨大平坦病变,但标本体外拼接困难,难以评估根治效果,且易导致病变局部残留或复发。

4. 内镜黏膜下剥离术(ESD) 是指在进行黏膜下注射后使用特殊电刀逐渐分离黏膜层与固有肌层之间的组织,将病变黏膜和黏膜下层完整剥离的方法。

操作步骤:①病变周围标记;②黏膜下注射,使病灶充分抬举;③环周切开黏膜;④黏膜下剥离,使黏膜与固有肌层完全分离,一次完整切除病灶;⑤创面处理:包括创面血管处理和病灶边缘检查。

(四)内镜治疗的并发症

1. 出血 术中出血是指术中需要止血治疗的局部创面出血;术后迟发性出血是指术后 30 天内出现呕血、黑便等征象,血红蛋白下降 20 g/L 以上。出血发生率和风险因素:食管 EMR 相关出血发生率可达 2%,ESD 出血常见,术后迟发性出血发生率不足 1%。EMR 出血与切除病变的大小有一定关系,病灶直径>2.0 cm 者出血概率增加,混合电流切除者易发生术中出血,凝固电流切除者易发生延迟性出血。食管 ESD 出血可能与病变部位、大小和类型、剥离层次、病变粘连程度、血管分布、操作者的熟练程度等相关。

治疗原则和处理方法:对于术中少量渗血,内镜下喷洒肾上腺素 - 0.9% NaCl 溶液即可起效;而大量渗血则可酌情选用黏膜下注射肾上腺素 - 0.9% NaCl 溶液、热活检钳钳夹止血、氩离子凝固术(argon plasma coagulation,APC)止血或止血夹夹闭止血。术中出血多因操作中损坏黏膜下血管所致。因此,操作中可采取必要的预防措施,包括在黏膜下注射液中加入肾上腺素－0.9% NaCl 溶液以收缩血管,术中应用热活检钳对可疑血管进行钳夹电凝处理等。病变切除后仔细处理创面,对可见血管进行预凝,有助于预防术后出血。术后出血相对少见,若患者血流动力学稳定,经保守治疗一般可恢复;而支持治疗后仍存在血流动力学不稳定,则需急诊内镜下确切止血,极少需要外科手术。术后酌情应用止血药和抗酸剂也可达到预防出血的效果。

2. 穿孔　术后患者出现前胸和颈部皮下气肿,胸部平片或 CT 检查发现纵隔气体或查体见穿孔征象等,应考虑为术后穿孔。穿孔发生率和风险因素:食管 EMR 穿孔发生率为 2%~6.3%,ESD 穿孔发生率为 0~11.5%。ESD 穿孔与操作者经验、病变部位和大小、病变处有无溃疡形成等相关,创面处肌层暴露也是穿孔的风险因素。

治疗原则和处理方法:术中发现穿孔,后续操作应减少注气、注水,切除结束后行内镜下夹闭,术后予禁食、胃肠减压、静脉使用广谱抗生素和支持治疗等保守治疗多可恢复。内镜下夹闭失败或穿孔较大、内镜无法夹闭时,可能需行外科手术,以防病情进展。穿孔并发气胸时,应及时行负压引流。隐性穿孔保守治疗多可痊愈。

3. 食管狭窄　指内镜切除术后需要内镜下治疗的食管管腔狭窄,常伴有不同程度的吞咽困难,多在术后 1 个月出现。狭窄发生率和风险因素:病变大小、浸润深度以及创面的环周比例和纵向长度对食管内镜切除术后狭窄发生率影响较大,其中切除范围>3/4 环周和浸润深度超过 M2 是发生术后狭窄的独立风险因素。>3/4 环周的病变内镜切除术后狭窄发生率可达 88%~100%。

治疗原则和处理方法:内镜下食管扩张术是最常规的治疗方法,多数狭窄经数次内镜下扩张可缓解,存在高危因素的病例术后行预防性食管扩张可降低狭窄发生率。难治性病例可根据情况选择支架置入。口服和局部注射糖皮质激素可有效预防术后狭窄发生,降低扩张需求,但最佳方案尚未达成共识。细胞补片等再生医学技术尚处于研究阶段。

(五) 内镜术后随访

1. 术后残留和复发　肿瘤越大、浸润越深,切缘阳性风险越大,术前精准评估病灶大小和预测浸润深度对预防术后残留非常重要。肿瘤局部复发可能与 EMR 方式、EPMR 分片块数、肿瘤浸润深度、操作是否规范、病变位于食管上段,以及食管癌家族史有关。病变切除后应仔细检查创面,必要时使用染色或电子染色内镜进行观察,发现病变残留应及时予以再次处理,有利于降低复发率。局部残留和复发的病变多可通过内镜下治疗清除,内镜下治疗失败者可追加手术或放化疗。

2. 随访　内镜切除术后 3、6、12 个月各复查 1 次内镜,若无残留、复发,此后每年复查 1 次内镜。随访时应结合染色和(或)放大内镜检查,发现阳性或可疑病灶时行指示性活检和病理诊断。另外,肿瘤标志物和相关影像学检查亦不可忽视,同时应警惕异时性多原发食管鳞癌和第二原发癌(如头颈部鳞癌、胃癌等)。

三、内镜下非切除治疗

1. 射频消融术(radiofrequency ablation, RFA)　是指通过利用电磁波的热效应发挥治疗作用,使组织脱水、干燥和凝固坏死从而达到治疗目的。在多发、病变较长或累及食管全周的早期食管癌及其癌前病变的治疗中具有明显的优势。

2. 光动力疗法(photodynamic therapy，PDT)　是指利用特定激光激发选择性聚集于肿瘤组织的光敏剂产生单态氧,通过物理、化学、免疫等复杂机制导致肿瘤坏死的疗法,可用于处理大面积早期多灶病变,应注意光敏反应、术后穿孔及狭窄等不良事件。

3. 氩离子凝固术(APC)　是指一种非接触性热凝固方法,可有效地处理食管癌前病变,应用于早期食管癌则需严格掌握适应证。

内镜下非切除治疗方法还包括激光疗法、热探头治疗及冷冻疗法等。这些技术既可单独使用,也可与内镜切除术联合应用。但非切除治疗方法可致肿瘤毁损,不能获得组织标本进行精准的病理学评估,无法明确肿瘤是否完整切除,更无法判定肿瘤的转移风险。因此,治疗后需密切随访,长期疗效还有待进一步研究证实。

早期食管癌内镜治疗流程见图 3-4。

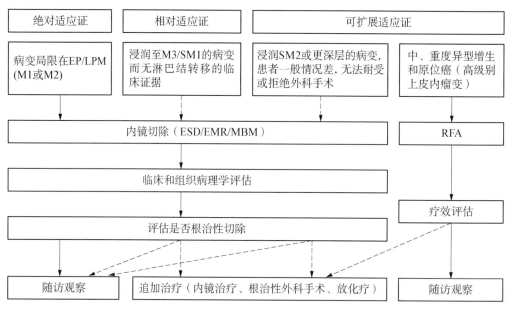

图 3-4　早期食管癌内镜治疗流程

EP/LPM,上衣内/黏膜固有层;虚线箭头代表应权衡风险,酌情选择

(蔡世伦　张　震　刘祖强)

第四章

早期胃癌的内镜诊疗

▲ 第一节 ▲ 早期胃癌的概念

胃癌发病率和病死率均高居恶性肿瘤的第 2 位。胃癌的转归和预后与其临床分期密切相关。进展期胃癌患者根治性切除率低,生活质量差,其 5 年肿瘤相关生存率不足 30%,而早期胃癌患者预后较好,5 年生存率可达 90% 以上。

早期胃癌(early gastric cancer,EGC)指癌组织局限于黏膜及黏膜下层,不论有无淋巴结转移。其中特殊类型包括微小胃癌(micro gastric cancer,病灶直径≤5 mm)和小胃癌(small gastric cancer,病灶直径 5～10 mm)。

早期胃癌形态学上,根据 Paris 分型(图 4-1)可分为隆起型病变(0-Ⅰ)、平坦型病

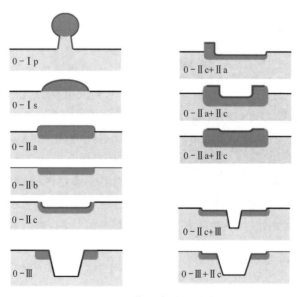

图 4-1 早期胃癌的巴黎分型

变(0-Ⅱ)和凹陷型病变(0-Ⅲ)。0-Ⅰ型又分为有蒂型(0-Ⅰp)和无蒂型(0-Ⅰs)。0-Ⅱ型根据病灶轻微隆起、平坦、轻微凹陷分为0-Ⅱa、0-Ⅱb和0-Ⅱc 3个亚型。同时具有轻微隆起和轻微凹陷的病灶根据隆起/凹陷比例分为0-Ⅱc+Ⅱa型和0-Ⅱa+Ⅱc型,而轻微凹陷伴有凹陷的病变按照凹陷程度分为0-Ⅱc+Ⅲ型和0-Ⅲ+Ⅱc型。

很多良性疾病与胃癌相关,称为癌前疾病,包括慢性萎缩性胃炎、胃息肉、胃溃疡、残胃、胃黏膜巨大皱襞症及恶性贫血等。癌前疾病是一个临床概念,而癌前病变是病理学概念,指已证实有可能转变成胃癌的病理学变化,即异型增生(上皮内瘤变)。上皮内瘤变是一种形态学上以细胞学和结构学异常,遗传学上以基因克隆性改变,生物学行为上以易于转为具有侵袭和转移能力的浸润性癌为特征的癌前病变。其中,低级别上皮内瘤变(low grade intraepithelial neoplasia,LGIN)相当于轻度和中度异型增生,高级别上皮内瘤变(high grade intraepithelial neoplasia,HGIN)相当于重度异型增生和原位癌。

第二节　早期胃癌的内镜下诊断

早期胃癌的内镜下评估应以白光内镜检查为基础,充分结合图像增强内镜检查技术,必要时可行超声内镜检查。

白光内镜检查对于早期胃癌的筛查非常重要,可以根据早期胃癌的黏膜特征,包括发红、苍白、糜烂、出血、颗粒、结节及血管走行紊乱甚至消失、异常肿瘤血管形成、腺管开口紊乱等,发现可疑病灶,并进行活检(图4-2)。

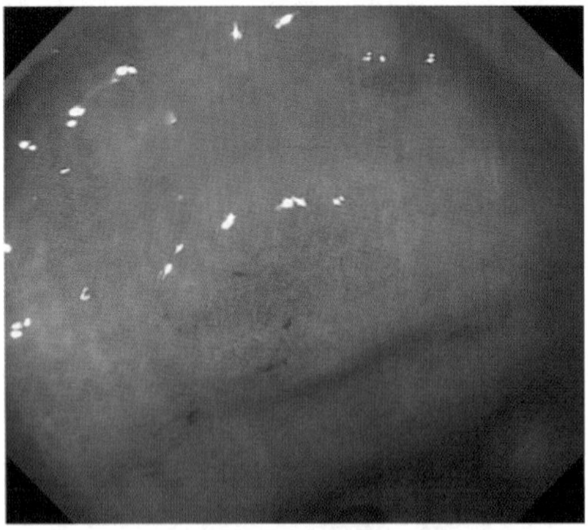

目前应用的图像增强内镜检查技术主要包括:放大内镜(magnifying endoscopy,ME)、窄带成像技术(narrow band imaging,NBI)、智能电子分光技术(flexible spectral imaging color enhancement,FICE)、联动成像技术(linked color imaging,LCI)/蓝激光成像(blue laser imaging,BLI)和高清智能电子染色内镜(I-scan)等。这些技术通过进一步强调病变表面的血管形态及黏膜表面结构,指导精准活检,可提高早期胃癌的诊断率。其中,临床应用最广的是ME联合NBI(图4-3)。

图4-2　胃窦可疑病灶白光内镜表现

白光内镜见可疑病灶边界(+),表面不规则(+),Ⅱa+Ⅱc,台阶状抬举征(-)。病变范围:1.5 cm。分化型早期癌。病变浸润深度:黏膜内癌

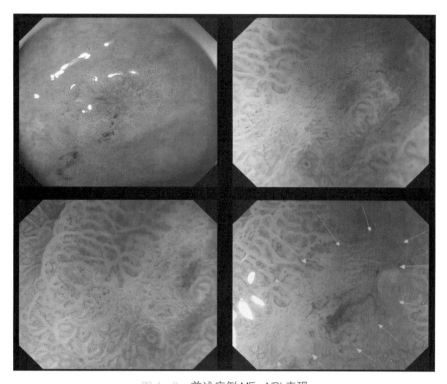

图 4-3 前述病例 ME-NBI 表现

边界线(+),不规则 MVP(+),MSP 消失(+)。病变范围:0.5 cm。分化型早期癌症

此外,早期胃癌内镜下评估,必要时可行超声内镜(EUS)检查,其对病变浸润深度、区域淋巴结转移有较大的指导意义(图 4-4)。但 EUS 在进一步鉴别 T1a 和 T1b 方面具有一定局限性,其对浸润深度的诊断精准度与病变形态(隆起或凹陷)、性质(分化型

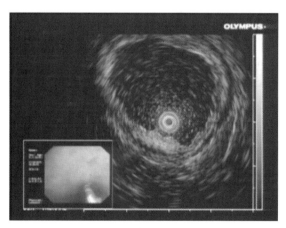

图 4-4 前述病灶超声内镜表现

第 1 层、第 2 层局限性增厚,呈中高回声改变。病变浸润深度:未累及黏膜下层

与未分化型)以及术者操作水平等有关。早期胃癌内镜切除术前,建议行增强 CT 等影像学检查,明确有无区域淋巴结转移及远处转移。

近年来,人工智能(artificial intelligence,AI)辅助的早期癌症识别系统在增加早期胃癌检出率方面崭露头角,但要做到快速、实时、精准以便广泛应用于临床,还需要更多的验证和改良。

第三节　早期胃癌的内镜下治疗

黏膜病变的内镜治疗已经成为成熟的体系。我国于 2018 年《早期胃癌内镜下规范化切除专家共识意见》制订的扩大适应证以及欧美的指南制订的早期胃癌内镜下切除的适应证如下。

(1) 不论病灶大小,无合并溃疡存在的分化型黏膜内癌。

(2) 肿瘤直径≤30 mm,合并溃疡存在的分化型黏膜内癌。

(3) 肿瘤直径≤30 mm,无合并溃疡存在的分化型黏膜下癌(浸润深度<500 nm)。

(4) 肿瘤直径≤20 mm,无合并溃疡存在的未分化型黏膜内癌。

合并以下因素的早期胃癌或癌前病变患者,可尝试内镜下诊断性切除:①伴有高危因素的低级别上皮内瘤变患者;②病变可疑黏膜下浅层浸润,但内镜下评估困难,内镜切除或外科手术难以决定的患者;③适应证以外的早期胃癌,但一般状况差,存在外科手术禁忌或拒绝外科手术的患者。其中,胃 LGIN 基于内镜活检下的病理学诊断,与病变的真实性质并不是完全一致、活检提示 LGIN 的患者,伴有病变直径>2 cm、表面发红的凹陷型病变、有结节样改变等高危因素时,多出现病理升级,病变实际性质多为HGIN 或早期胃癌。因此,对于活检提示的 LGIN 且合并高危因素的患者,在获得患者知情同意后,可尝试行内镜下诊断性切除。

早期胃癌的内镜治疗方法主要包括内镜下黏膜切除术(EMR)和内镜黏膜下剥离术(ESD),EMR 方法较为简单,学习曲线短,易于掌握(图 4-5)。

但 EMR 对于直径>1.5 cm 的病变很难一次性完整切除,取得完整标本,而且切除后很容易发生病变残留和复发,仅用于直径<2 cm 的隆起型病灶(Ⅰ型和Ⅱa 型)、直径<1 cm 的平坦型病灶(Ⅱb、Ⅱc 型)(图 4-6)。

对于直径>2 cm 的巨大平坦病变,EMR 方法不能整块切除,只能采用 EPMR(图 4-7)。分片切除的可能结果是病变残留和复发,且病理评估切缘困难,因此现已较少使用。

国内经过 10 多年的发展,早期胃癌 ESD 治疗已经成为一线治疗方案(图 4-8,图4-9)。ESD 不受病变大小和溃疡的限制,其主要优势在于可整块切除病灶,提供精准的病理评估,有利于肿瘤的治愈性切除。

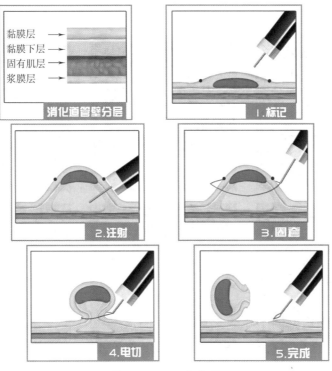

图 4-5　EMR 示意图

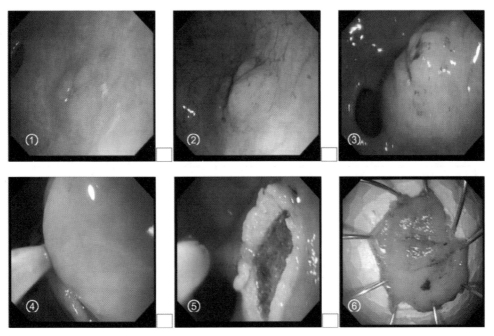

图 4-6　胃窦部早期胃癌的 EMR 治疗

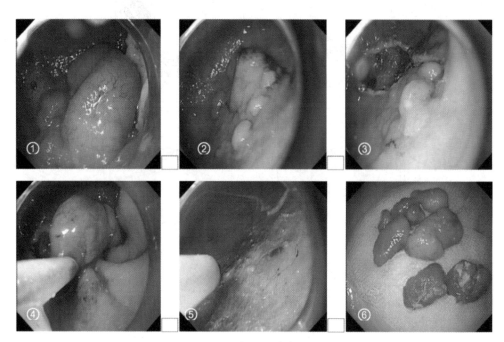

图 4-7 胃窦部巨大病变的 EPMR

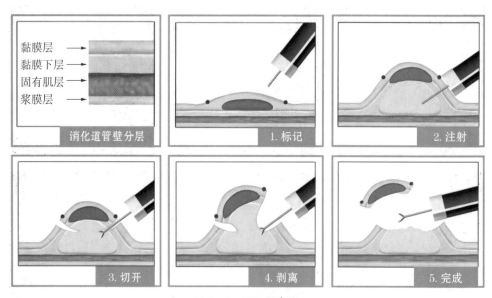

图 4-8 ESD 示意图

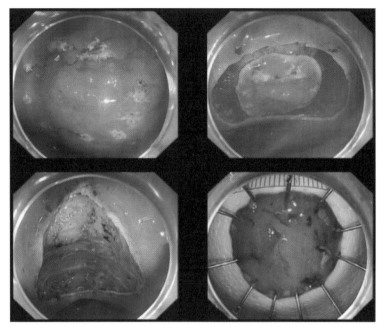

图 4-9　胃窦部早期胃癌 ESD

术后完整的病理学评估对于预后判断及术后监测随访具有指导意义。标本离体后应充分伸展,边缘用不锈钢细针固定于标本板上,充分暴露病变,同时在标本周围标记胃内的相对位置,便于病理组织学观察的结果与内镜表现对照。标本固定后按 2 mm 的距离平行切割组织,对所有组织取材。规范的病例报告包括大体形态、部位、大小、组织学类型、分化程度、浸润深度及切缘,是否有淋巴管和血管浸润。标本还原并标记癌变部位则可更直观地表现病变形态与病理特征的对应关系(图 4-10)。

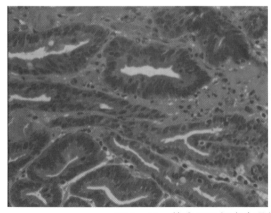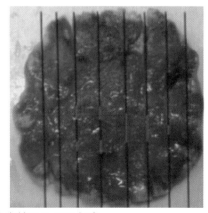

图 4-10　前述 ESD 标本病理代表性图及 ESD 标本

慢性萎缩性胃炎,伴部分腺上皮中、重度异性增生,WHO 标准符合上皮内瘤变高级别,病灶区部分腺上皮核呈梭形,部分细胞核呈圆形或卵圆形,极性紊乱,根据日本标准归入黏膜内高分化管状腺癌范畴。局灶区伴有乳头结构,病变组织位于黏膜固有层内,病变范围约 0.6 cm,未见脉管、神经侵犯及溃疡形成,水平及基底切缘未见肿瘤受累

2018 年,日本胃癌协会根据之前日本学者发表的早期胃癌淋巴结转移风险 eCura 评分系统制订的 eCura 决策系统,规范了 ESD 术后预后的判断、后续治疗以及术后随访(表 4 - 1)。

表 4 - 1　eCura 评分体系

分期	溃疡/深度	分化型		未分化型	
pT1a(M)	UL(−)	≤2 cm	>2 cm	≤2 cm	>2 cm
	UL(+)	≤3 cm	>3 cm		
pT1b(SM)	SM1	≤3 cm	>3 cm		
	SM2				

eCura A*　　eCura B*　　eCura C - 2

* :需满足 *en bloc* 整块切除,HM0,VM0,ly(−),v(−)

eCura C - 1:在分化型癌中,满足 eCura A 或 B 的其他条件,但未实现 *en bloc* 切除或 HM0 的

eCura A	每 6～12 个月进行内镜随访
eCura B	每 6～12 个月进行内镜 + 腹部超声或 CT 随访
eCura C - 1	建议行补充治疗(手术或非手术)或密切随访
eCura C - 2	建议手术治疗,或充分知情后随访

(1)eCura 系统通过两个维度进行评价:局部是否完整切除,以及淋巴结的转移风险。

(2)eCura A:病灶完整切除,淋巴结转移风险极低,术后内镜随访即可。

(3)eCura B:病灶完整切除,有一定的淋巴结转移风险,术后除内镜随访外还需腹部超声或 CT 随访。

(4)eCura C - 1:局部未能完整切除,可以采用局部治疗。例如,再次行 ESD、内镜下消融等,可以追加手术治疗,同样也可以考虑到 ESD 的热效应,采取积极随访的办法。

(5)eCura C - 2:病理学检查提示淋巴结转移风险高,建议患者追加手术治疗。值得注意的是,在 eCura 评分系统的研究中,高危组也仅有 6.0%[高危组行单纯观察(11.1%),高危组行手术治疗(2.3%)]的患者出现肿瘤复发。此外,补救手术也增加了手术并发症的风险,并带来了生活质量的下降。对此部分患者,也存在追加手术后病理

学标本无癌残留的可能。因此,应在充分告知风险后,由患者决定选择手术或积极随访。如何提出更精准地预测淋巴结转移及肿瘤复发的模型,以减少不必要的手术,仍是未来的研究热点。

早期胃癌 ESD 治疗预后的几个重要概念如下。

1. 整块切除(*en bloc* resection)　指病灶在内镜下整块切除,并获得单块标本。

2. 完全切除(complete resection/R0 resection)　指水平和垂直切缘均为阴性的整块切除。

3. 治愈性切除(curative resection)　指达到完全切除,且无淋巴结转移风险。

4. 局部复发(local recurrence)　指术后 6 个月以上原切除部位以及周围 1 cm 内发现肿瘤病灶。

5. 残留(residual)　指术后 6 个月内原切除部位以及周围 1 cm 内病理发现肿瘤病灶。

6. 同时性复发(synchronous recurrence)　指早期胃癌内镜治疗后 12 个月内内镜下发现新的病灶。

7. 异时性复发(heterochronous recurrence)　指早期胃癌治疗后,12 个月后发现新的病灶。大部分病灶多出现在胃原发病灶的邻近部位,且组织病理类型相同。

(刘歆阳　徐佳昕)

第五章

十二指肠病变的内镜治疗

第一节 概 述

十二指肠病变发病率较低,胃镜下检出率为 $0.3\%\sim4.6\%$。近年来,随着内镜检查及筛查的普及,十二指肠病变的检出率也逐步上升。十二指肠病变包括腺瘤、脂肪瘤、Brunner 腺瘤、异位胰腺、间质瘤,以及神经内分泌肿瘤等。对于直径<1 cm 的病变,大多数为良性,只需定期随访即可。据报道,十二指肠腺瘤的癌变率为 $20\%\sim40\%$,部分小的间质瘤,甚至是微小间质瘤,虽然病理为良性,但有些有丝分裂指数较高的,仍会表现为侵袭性生长,甚至有远处转移的生物学特性;对于一些黏膜下病变(SMT),术前无法确诊,而十二指肠壁的穿刺活检又存在一定的风险,完整切除后,可获得精准的病理学诊断,为后续治疗提供依据。此外,直径>2 cm,或起源于固有肌层,生物类型为 G1 的间质瘤,具有一定恶变的倾向;有些患者,对于十二指肠病变存在着焦虑情绪,对于上述情况,手术切除非常必要。包括胰十二指肠切除术、十二指肠病变局部切除术、壶腹部切除术在内的外科手术是治疗十二指肠病变最基本的治疗方式。由于手术较为复杂,创伤大,术后并发症发生率较高,术后生活质量差,无论是患者,还是医务人员都颇感棘手。近年来,随着内镜相关器械和设备的改良和进步,内镜手术技术的逐渐成熟,特别是内镜治疗具有代表性的手术(包括 EMR、ESD)的普及,十二指肠病变的内镜治疗逐渐受到关注。

第二节 十二指肠病变内镜治疗方式和选择

一、十二指肠解剖特点及内镜手术的困难性

与消化道其他部位相比,十二指肠具有其自身的特点:①十二指肠管腔较为狭窄;

030

②十二指肠起始部(球部至降部)是一个反"C"形的襻,在其间操作,内镜的掌控较为困难;③十二指肠的血供主要来自胃十二指肠动脉和肠系膜上动脉的分支,供血极为丰富,手术过程中易发生难以控制的大出血;④由于十二指肠壁含有较丰富的布氏腺,以及穿刺活检可导致肠壁纤维化致使黏膜下注射抬举征欠佳,更增加了手术的难度;⑤十二指肠肌层较薄,内镜术中发生穿孔的概率较大;⑥胆胰管直接开口于十二指肠乳头部,胆汁胰液等消化液可腐蚀创面,使创面愈合迁延,甚至发生迟发性穿孔。以上诸多因素限制了十二指肠病变内镜治疗的开展。根据生长位置,十二指肠病变又分为位于乳头部和非乳头部的病变,由于十二指肠特殊的解剖学结构和特点,这两个部位病变的治疗原则和方式有所区别。

二、十二指肠非乳头部病变的内镜治疗

一般来说,对于非乳头部的病变,如直径<1 cm,局限于黏膜层,行 EMR 即可完全切除病变,EMR 比较简单,出血和穿孔的发生率较低。但对于直径>1 cm、累及黏膜下层的病变,EMR 很难做到完整切除,需行 ESD。ESD 的优点是可完全切除病变(*en bloc*),达到水平和垂直切缘阴性,获得完整的病理学结果,并取得和开腹手术同等的效果,但和 EMR 相比,其出血和穿孔的发生率明显增加。对于直径>2 cm 的病变,特别是来源于固有肌层,甚至部分腔外生长的肿瘤来说,只有行全层切除术(EFTR),才能完整切除肿瘤,获得全面的病理学结果。在十二指肠,胆胰管直接开口于十二指肠乳头部,大量胆汁和胰液等消化液直接排入十二指肠腔内,而十二指肠大部分位于后腹膜,一旦创面穿孔或愈合不良,这些混合消化液及肠腔分泌物将侵蚀创面,甚至流入后腹膜腔,引发严重的后腹膜感染,并且由于胆汁胰液的强腐蚀作用,创面愈合迁延,甚至导致瘘。因此,根据传统观点,对于位于十二指肠的病变行 EFTR 属于绝对禁忌证。但近年来内镜缝合技术的逐渐成熟,特别是内镜下荷包缝合技术的出现和完善,以及以 OverStitch™ 等为代表的缝合器械的问世,大大提高了创面的缝合成功率,极大促进了术后创面的愈合,结合胃肠减压管的有效引流,可避免术后瘘的发生。内镜中心报道 2012 年 2 月至 2017 年 1 月共施行 32 例十二指肠黏膜下病变的 EFTR,其中男性 16 例、女性 16 例,年龄 31~81 岁,肿块大小 0.5~3.0 cm,取得良好效果,证明了 EFTR 在十二指肠病变中的安全性和有效性(图 5 - 1)。

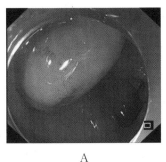 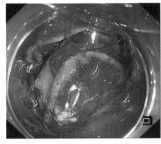 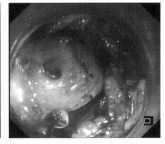

A　　　　　　　　　B　　　　　　　　　C

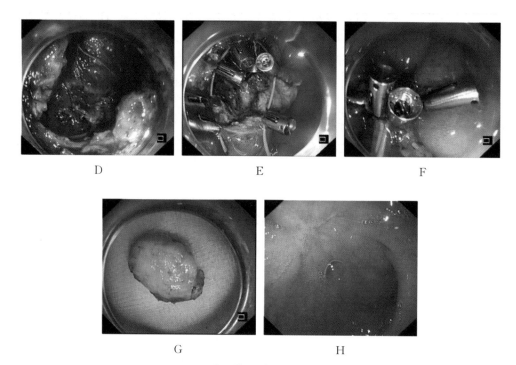

图 5-1　十二指肠黏膜下间质瘤 EFTR

A. 十二指肠黏膜下肿瘤；B~D. 行全层切除术（EFTR）；E~F. 金属夹尼龙绳荷包缝合创面；G. 切下的肿瘤；H. 术后复查愈合的创面

　　腔镜-内镜联合手术（laparoscopic and endoscopic cooperative surgery，LECS）也是治疗十二指肠非乳头部病变安全、有效的方式，具有微创、定位精准、止血方便、病灶可在直视下完整切除等优点，特别是创面可在腔镜下缝合，术中放置腹腔引流，安全可靠。但该方法为了暴露十二指肠病变，需做 Kocher 切口，切开侧腹膜，存在一定的创伤，并且费用较昂贵。

三、十二指肠乳头部病变的内镜治疗

　　十二指肠乳头病变约 70% 为腺瘤，癌变率可达 20%~40%，一旦发现，均应予切除。对于位于乳头部的病变，由于其解剖位置比较特殊，为胆总管和胰管开口位置所在，毗邻胰腺，周围血供丰富，手术原则为完全切除病变，手术方式尽量简单，以减少并发症的发生。一般内镜下乳头切除术（endoscopic papillectomy，EP），采用十二指肠镜进行，类似于圈套电切（EMR）的方式，适应证目前尚无统一标准。一般认为，病变直径 <5 cm，无导管浸润，内镜下无乳头固定和溃疡且黏膜下注射抬举良好，无脆性增加、自发性出血等恶性征象的患者均可选择内镜下切除。日本内镜学会制订的标准为：暴露型腺瘤及原位癌，病变尚未侵及黏膜肌层，同时未侵及胆管和胰管。如病变直径 >2.0 cm，一次圈套切除有困难者，或初次切除后仍有肿瘤组织残留，可采取分片切除术

（EPMR），但应注意切缘和肿瘤边缘至少相距 3 mm，为防止切下组织落入远端空肠，应尽快取出。切下组织后，置入胆管导丝，然后在导丝下方夹闭部分黏膜，行乳头成形术，随后置入胆道支架，必要时置入胰管支架，可防止乳头水肿所导致的梗阻性黄疸和胰腺炎。手术结束后置入胃肠减压管，应放至十二指肠降部、创面远端，可有效引流胆汁、胰液及分泌物，还可监测术后是否发生迟发性出血。经统计，EP 的成功率为 45％～90％，术后复发率可达 20％，不良事件总发生率为 8％～35％。一项日本的研究显示，与外科壶腹部切除组相比，EP 组住院时间明显缩短，病死率及并发症的发生率明显降低，足以证明其优越性。如乳头部病变已发生恶变，对于早期腺癌（Tis‑Ta1 期），EP 可达到有效根治的效果，远期效果和外科手术相比无明显区别（图 5‑2）。

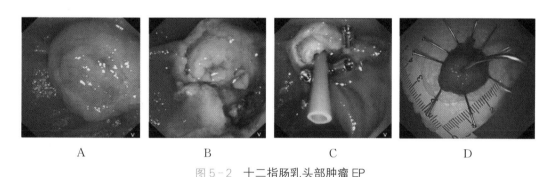

A　　　　　　　B　　　　　　　C　　　　　　　D

图 5‑2　十二指肠乳头部肿瘤 EP

A. 十二指肠乳头部肿瘤；B. 行内镜下电切术；C. 行乳头成形术，置入胆管支架；D. 切下的肿瘤标本

第三节　围手术期及并发症的处理

一、围手术期的处理

为了保证手术的成功，围手术期的处理非常重要。较表浅病变行 EMR 或 ESD，极少发生创面感染、败血症及脓毒血症等情况，不建议使用预防性抗生素。如果病变位置较深，行 ESD 穿孔风险较大者，或病变累及固有肌层或腔外生长，拟行 EFTR，或乳头部病变拟行内镜下乳头切除者，在麻醉诱导期需预防性静脉注射抗生素（第 3 代头孢菌素类抗生素）。如手术时间＞2.5 h，可再次注射抗生素，术后静脉抗生素继续使用 48～72 h，并且静脉注射质子泵抑制剂（PPI）。术后禁食，胃肠减压，半卧位，吸氧，密切监测生命体征和腹部体征。患者排气后可拔除胃肠引流，并饮水，观察 1 天后给予流质饮食。出院后，继续流质饮食 1 周，然后半流质饮食 1 周，并口服 PPI 8 周。

二、术中、术后并发症的处理

十二指肠内镜术中、术后并发症主要为出血和穿孔。出血可分为术中急性出血和术后迟发性出血。十二指肠的血供主要来自胃十二指肠动脉和肠系膜上动脉的分支,血供极为丰富。手术过程中一旦损伤主要分支动脉,易引发大出血,处理较为棘手。因此,操作要谨慎仔细,看见裸露血管应预先处理,用热活检钳电凝或金属夹夹闭。一旦发生大出血不用惊慌,用内镜头端的透明帽压迫创面,可减少出血速度,用生理盐水清洗后看清出血点或出血血管进行止血,切忌在看不清手术野的情况下胡乱止血,反而使情况恶化。绝大多数出血可在内镜下成功止血,极少数需要转急诊外科手术。

术后需严密监测生命体征及胃管引流情况。一旦患者胃肠减压引流出较多新鲜不凝血液,出现大汗淋漓,心率加速,血红蛋白下降 2 g/L 以上,血压下降 20 mmHg,心率每分钟>100 次,应考虑迟发性出血可能,即刻行内镜探查,找到出血点,行内镜下电凝或金属夹止血。如出血汹涌,内镜无法控制,则联系外科,即刻行手术止血。

一般术中发生直径<1 cm 的穿孔,直视下金属夹即可夹闭创面。但对于直径>1 cm 的较大穿孔,由于十二指肠腔内胆胰液等消化液的侵蚀,创面处理颇为棘手,但绝大多数创面为主动穿孔,创面撕裂、水肿程度较轻,采用金属夹联合尼龙绳荷包缝合可完全缝合创面,并能保持一定的张力,抵御消化液的侵蚀,配合胃肠减压管的有效引流,可促使创面顺利愈合。本组 32 例行 EFTR 的患者,其中 18 例创面直径>1 cm,17例采用金属夹联合尼龙绳荷包缝合,一例直径 3 cm 的创面用 OverStitch™ 缝合,除 1 例术后疑似穿孔行腹腔镜探查,其余均恢复良好,说明术中修补穿孔完全安全可行。

如果患者术后出现皮下气肿,腹痛较轻微,腹部 CT 检查示少量游离气体,可先行保守治疗,半卧位,吸氧,使用第 3 代头孢菌素类抗生素,保持胃肠减压管通畅,密切监测腹部体征,多数可获得缓解。如患者腹痛、腹胀持续加剧,甚至出现腹膜炎体征,腹部 CT 平扫示较多量腹腔游离气体,或腹膜后大量积气,考虑创面迟发性穿孔可能,应联系外科,及时手术修补引流。

三、术前评估的重要性及结论

十二指肠病变的内镜治疗方法目前没有固定的操作指南或流程,采用什么方式并没有固定模式,应根据具体情况决定,因此,术前评估非常重要。所有患者术前必须行腹部 CT 增强扫描及超声内镜检查,以确定肿瘤大小、质地、生长部位、累及肠壁的层次、与周围器官和血管的毗邻情况,壶腹部病变需了解是否浸润胆管和胰管,对手术风险和术中、术后可能出现的并发症充分评估,老年患者还要行肺功能、心脏彩超检查,将手术风险降至最低。行十二指肠病变的内镜治疗技术要求高、难度较大、学习曲线较长。因此,操作医生必须是资深的内镜医生,从事内镜操作不少于 10 年,并且有丰富的 ESD 和 ERCP 操作经验,以及处理内镜术中、术后并发症的经验。

结 语

综上所述,对于大部分十二指肠病变,内镜切除可达到外科手术同等的治疗效果。由于其具有微创、不改变消化道结构、住院日期缩短、患者恢复较快、生存质量高等优势,尽管存在各种困难和风险,只要术前认真评估,做好应急预案,操作医生具有一定的资质,内镜治疗依然是首要选择。

（任　重　刘靖正）

第六章

早期大肠癌的内镜诊疗

第一节　大肠癌的筛查

结直肠癌(colorectal cancer，CRC)是起源于结直肠黏膜上皮的恶性肿瘤，是临床最为常见的恶性肿瘤之一。我国每年结直肠癌新发病例超过 25 万例，死亡病例约 14 万例，新发和死亡病例均占全世界同期结直肠癌病例的 20%。因此，降低我国结肠癌的发病率和病死率是刻不容缓的重大临床科学问题。结直肠癌的转归及预后与病变的分期紧密相关。局部进展期结直肠癌 5 年癌症相关生存率为 70%，而发生远处转移的晚期结直肠癌患者 5 年生存率仅为 12%，且患者生活质量低。然而，大部分早期结直肠癌可获得良好预后，5 年生存率超过 90%，部分可行内镜微创治疗获得根治。目前我国结直肠癌的早期诊断率较低，明显低于欧美国家。因此，逐步普及结直肠癌筛查和推广内镜下早诊早治是提高我国结直肠癌早期诊断率、降低结直肠癌相关死亡率的有效途径。发现与治疗早期消化道病变，一直是内镜医生关注的焦点。随着内镜器械的创新、内镜技术的进步和人们健康意识的提升，大肠癌的早诊早治成为可能。

大肠癌属于筛查效果明确的恶性肿瘤，早期进行大肠癌的临床筛查可有效降低发病率和病死率，提高患者生存率。

1. 筛查目标人群　包括所有有便血、黑便、贫血、体重减轻等结直肠癌报警症状的人群及 50～74 岁的无结直肠癌报警症状的人群。有以下任意一条者视为高风险人群：①粪便潜血阳性；②一级亲属有结直肠癌病史；③以往有肠道腺瘤史；④本人有癌症史；⑤有排便习惯的改变；⑥符合以下任意 2 项者：慢性腹泻、慢性便秘、黏液血便、慢性阑尾炎或阑尾切除史、慢性胆囊炎或胆囊切除史、长期精神压抑，有报警症状。

2. 筛查方法　①基于高风险因素的问卷调查；②免疫法粪便潜血试验；③直肠指检；④结肠镜检查；⑤色素内镜；⑥电子染色内镜。

3. 筛查流程　初筛确立的高风险人群,应行全结肠镜检查,并个体化配合使用色素内镜和(或)电子染色内镜;疑有问题处应予以活检行病理学诊断。伺机性筛查不宜做年龄限制,不考虑性别差异,推荐规范化全结肠镜检查作为伺机性筛查精查手段。

第二节　　早期大肠癌及癌前病变的诊断

大肠病变包括大肠腔内黏膜的良性和恶性肿瘤、炎症性肠病以及缺血性肠炎等疾病,其中良性肿瘤主要指息肉。大肠息肉是指肠腔内黏膜表面的隆起病变,大多见于直肠和乙状结肠。一般来说,大肠息肉很常见,发病率随年龄增长而逐渐增高,而且具有一定的恶变倾向。

一、大肠息肉的分类

大肠息肉可以单发,也可以多发。常见类型如下。①腺瘤性息肉:包括管状腺瘤、绒毛状腺瘤及管状绒毛状腺瘤。其中,绒毛状腺瘤和管状绒毛状腺瘤发生癌变的概率较大,尤以绒毛状腺瘤为甚,被称为癌前期病变。②炎性息肉:包括溃疡性结肠炎、克罗恩病、血吸虫病等炎性肠道疾病所致的息肉。③错构性瘤、幼年性息肉及色素沉着息肉综合征。④增生性息肉,又称化生性息肉。值得注意的是,第2种至第4种息肉统称为非肿瘤性息肉,发生癌变的概率很小。

二、内镜下特殊类型的腺瘤性息肉

1. 侧向发育性肿瘤(laterally spreading tumor,LST)　是指大肠一种平坦型病变,以侧向发展为特征。有研究表明,当 LST 直径达 20 mm 时,黏膜下癌发生的概率显著升高。这种侧向发育型肿瘤在普通内镜下如不进行仔细观察,极易漏诊,对普通内镜下发现的任何可疑黏膜病灶,都应进行染色内镜或窄带成像内镜检查,有助提高对侧向发育型肿瘤的诊断率(图 6 - 1)。

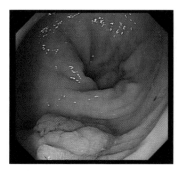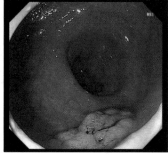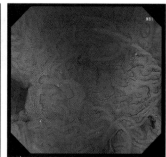

图 6 - 1　结肠 LST(白光内镜,BNI, BNI + 放大)

2. 锯齿状腺瘤(serrated adenoma,SA)   锯齿状腺瘤类似于化生性息肉,为增生性和腺瘤性息肉共同组成的锯齿样腺体,表面被覆的腺上皮呈锯齿状,腺管增生,密度增高,具有较高的不典型增生率;多呈亚蒂或无蒂,表面光滑,浅红色,质软。这种病变在大体与组织学形态等方面易与增生性息肉相混淆,但其黏膜腺管开口形态常可为Ⅱ型、Ⅲ型或Ⅳ型,通过染色内镜结合放大内镜观察有助于鉴别诊断。

三、早期大肠癌的诊断方法

早期大肠癌是指癌组织只限于黏膜层和黏膜下层,尚未侵犯浅肌层的大肠癌。仅局限于大肠黏膜层内的恶性上皮内瘤变称为高级别上皮内瘤变,一般无淋巴结转移,但累及黏膜下层的早期大肠癌5%~10%有局部淋巴结转移。随着内镜治疗进展,有学者认为早期大肠癌仅限于黏膜层和黏膜下层的浅层,且无淋巴结转移。黏膜下层分为3层:SM1、SM2及SM3。黏膜肌层下200 μm为SM1,浸润近固有肌层为SM3。癌组织浸润至SM1才是早期大肠癌,无淋巴结转移,可行内镜下切除;而浸润超过SM1时,大肠癌可有淋巴结转移,须手术切除。内镜下判断鉴别早期大肠癌与超过SM1的大肠癌十分重要。

通过内镜下仔细观察、染色放大、超声内镜以及黏膜下注射预处理等各种方法,能估测肿瘤浸润深度,判断是否适合内镜下切除。染色放大可清晰显示肿瘤及其形态特征,放大后仔细观察腺管开口特征可以估测肿瘤浸润深度。超声内镜可以直接判断肿瘤浸润深度。肿瘤基底部和周围黏膜下层注射生理盐水,若肿瘤和周边黏膜均隆起,提示肿瘤为SM1早期癌症,可行内镜下切除;若肿瘤不隆起,称为非抬举征(non lifting sign),表示肿瘤已浸润超过SM1,不宜行内镜下切除,须手术治疗。

四、放大染色

根据结肠肿瘤的ME-NBI下分型,可初步区分肿瘤与非肿瘤性病灶、腺瘤与癌变、甚至浅层与深层浸润的黏膜下癌,对指导活组织检查具有重要意义,为选择下一步治疗(如定期随访、EMR、ESD、外科手术)提供依据。目前,最常用的分型方法是2015年提出的JNET分型。该分型方法根据早期癌的病理组织学分类,运用上皮内瘤变这个概念,并基于ME-NBI下表面微血管和微结构变化,将低级别上皮内瘤变与高级别上皮内瘤变/黏膜下浅层浸润癌、黏膜下浅层浸润癌与黏膜下深层浸润癌区分,使内镜下结肠肿瘤分型系统更加完善,更有利于临床上治疗方法的选择(表6-1)。

表6-1 JNET分型

类型	1型	2A型	2B型	3型
微血管结构	不可见或粗细同周围正常黏膜血管	粗细、分布规则(网格或螺旋状)	粗细不一,不规则分布	稀疏的血管区域,粗的血管中断

类型	1 型	2A 型	2B 型	3 型
表面结构	规则的黑色或白色圆点,与周围正常黏膜相似	规则(管状、分支、乳头状)	不规则或模糊不清	无定形区域
可能的病理学诊断	增生性息肉/无蒂锯齿状腺瘤	低级别上皮内瘤变	高级别上皮内瘤变/黏膜下浅层浸润瘤	黏膜下深层浸润瘤
内镜图像				

第三节　早期大肠癌及癌前病变的治疗

大肠腺瘤属于大肠癌癌前病变,内镜发现大肠腺瘤行内镜治疗是必要的,可以明显降低大肠癌的发病率。

一、内镜下治疗大肠息肉的方法

内镜下发现大肠息肉,活检病理证实为腺瘤后,有蒂管状腺瘤行完整圈套电切;亚蒂各类腺瘤基底部注射生理盐水后行完整圈套电切、大块电切、EMR;无蒂的绒毛状腺瘤和管状绒毛状腺瘤行 EMR 或 ESD。切除的腺瘤应标明蒂部或基底部,送病理学检查。如腺瘤癌变局限于黏膜层的原位癌或黏膜下层浅层的早期大肠癌,病变如完整切除,基底部无癌累及,可以内镜密切随访。第 1 次发现腺瘤并予以切除后,通常 1 年左右复查肠镜,若无新的腺瘤发生,以后每 2～3 年复查一次肠镜。如果息肉活检证实为腺瘤癌变,超声内镜检查判断侵犯深度后,按早期大肠癌或进展期大肠癌进行处理。

二、ESD 治疗早期肠癌或癌前病变

日本学者首先尝试使用胃肠镜和内镜下切开刀,通过内镜下的剥离,可以一次性完整切除直径＞2 cm 的早期癌病灶,切除深度包括黏膜全层、黏膜肌层及大部分黏膜下层,这一手术被称为 ESD,可明显降低肿瘤的残留与复发率。对于没有淋巴结、血行转移的消化道局部病变,理论上都可以行 ESD 切除。虽然,目前对于 ESD 治疗的指征仍有争议,但一般认为只要没有固有肌层浸润、无淋巴结和血行转移,不论病变位置及大小,ESD 均能切除。目前,比较公认的大肠 ESD 的适应证是内镜下必须整块切除的病

变,包括以下几种。①应用圈套器难以整块切除的病变:LST - NG,特别是:假凹陷型 (pseudo-depressed type);pit pattern Ⅵ型病变;SM 轻度浸润癌;大的凹陷型病变;怀疑癌的巨大隆起性病变。②伴有黏膜下层纤维化的黏膜内肿瘤;③溃疡性结肠炎等慢性炎症为背景的零星的局限性的肿瘤;④内镜切除后局部残留的早期癌症。

ESD 具体操作方法如下。

1. 确定病变范围、性质和浸润深度　通常采用内镜下黏膜染色技术加放大内镜观察腺管开口类型,有条件的医院可以采用窄带成像技术(NBI) + 放大内镜的方法,初步判断是否为肿瘤上皮以及肿瘤的浸润深度。

2. 标记　在明确病变范围、性质和浸润深度,确定可以行 ESD 治疗时,由于大肠病变一般边界较为清晰,可直接应用针形切开刀距病灶边缘约 0.5 cm 处进行一圈的电凝标记,必要时在 NBI 或者普通腔胭脂染色技术的辅助指引下,明确标记范围。对于直肠中上段以上的病变,为防止标记时导致损伤,可采用氩气刀进行标记。

3. 黏膜下注射　由于大肠壁比胃壁薄而柔软,因此,ESD 穿孔风险较高,不易安全实施 ESD 剥离,但可通过局部注射抬举病变在一定程度上降低风险。目前,临床可供黏膜下注射的液体有生理盐水、甘油果糖及透明质酸等。注射液中加入少量腔胭脂和肾上腺素可以显著提高注射效果及作用,其中腔胭脂可使黏膜下注射的区域更清晰,使黏膜下层和肌层很好地分离;而肾上腺素可以收缩小血管,减少术中出血。

4. 切开病变周围黏膜　顺利预切开病变周围黏膜是 ESD 治疗成功的关键步骤。在大肠病变时,由于正常黏膜与病变黏膜厚度不同,进行局部黏膜下注射后,病变与正常黏膜的分界更加清晰。充分完成局部注射后,准备切开前再次确认所选择的切开线是否有利于下一步的内镜操作。一般切开线选择由口侧开始,顺时针方向沿标记点外侧缘,使用 Hook 刀或设定 Flex 刀尖端 1～2 mm,在完全接触黏膜状态下切开。切开中应注意保证看见切开刀尖端在安全状态下进行操作。通常状况下,一般不对黏膜作整圈切开,而是切开至可以一气呵成的剥离范围,完成这一范围病变的剥离后再逐次切开黏膜进行剥离。特别是在治疗时间较长的大型病变和伴有瘢痕病变时,如一周切开后即使追加黏膜下局部注射,注射液仍会自切开的创口漏出,无法形成隆起,不能确保手术安全。因此,第 1 阶段不可做一周切开。切开过程一旦发生出血,冲洗创面明确出血点后,用切开刀直接电凝出血点,或应用热活检钳钳夹出血点电凝止血。

5. 剥离　可以根据病变不同部位和术者操作习惯,选择应用 Hook 刀、Flex 刀或 IT 刀等刀具沿黏膜下层剥离病变。开始剥离时,应把剥离刀贴于切开边缘内侧(肿瘤侧),反复小幅度地进行剥离。完成一定范围的剥离后,再逐次切开黏膜进行剥离。进一步剥离时,内镜先端透明帽可以整个伸入黏膜下层形成的空间,这样不仅可以保证黏膜下层良好的视野,同时还能适度牵动、推拉黏膜下层的纤维,使之易于剥离。

6. 创面处理　病变剥离后创面及创缘经常可见裸露的小血管或在剥离过程中未能彻底处理的出血点,可应用切开刀、热活检钳或氩离子束凝固术(APC)进行电凝,预防术后出血。必要时应用止血夹夹闭血管,预防迟发性出血。对于局部剥离较深、肌层有裂隙者,金属夹缝合裂隙当属必要。

7. 切除标本的组织学处理　为提高病理学诊断的精准性,在将标本浸泡于4%甲醛液前须展平,并用细针固定标本的四周(黏膜的下层面紧贴于固定板上),测量病变大小。以2 mm间隔连续平行切片,然后对完整切除的标本进行详尽的病理学检查,确定其浸润深度、病变基底和切缘有无肿瘤累及、有无淋巴管、血管浸润等,根据病理学诊断结果判断是否需追加外科手术。

第四节　牙线牵引技术

在内镜微创切除过程中,会遇到如何充分暴露黏膜下层,显露手术切开层面的问题。为此,内镜医生研究了许多辅助牵引方法。由于结直肠壁相对较薄,肠镜控镜难度相对较大,所以在肠道疾病的内镜微创治疗中,辅助牵引的方法更加重要。现将内镜中心常用的牵引方式介绍如下。

一、牙线悬吊牵引法

内镜微创切除术中的牵引方式很多,内镜中心最早报道过金属夹-牙线或者金属夹-尼龙绳的方式辅助牵引内镜下切除胃部(SMT)的方法(图6-2)。主要手术方式如下:

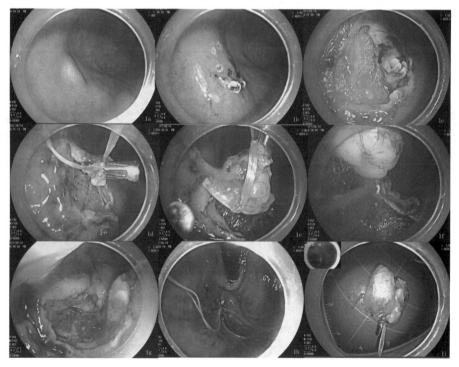

图6-2　金属夹-牙线辅助牵引法

①患者插管麻醉。②内镜前端加透明帽,发现肿瘤后,用钩刀沿肿瘤边缘做标记,避免黏膜下注射后找不到肿瘤位置。③黏膜下注射混有靛胭脂的生理盐水。④倒镜下用钩刀沿肿瘤边缘,从肿瘤肛侧缘开始切开黏膜,切开 1/4～1/3 圈。⑤退出内镜,和谐夹从活检孔道伸入,打开和谐夹,取合适长度的牙线,将牙线捆绑固定在和谐夹一个脚上。关闭和谐夹,并将其退回活检孔道。⑥再次进镜,在胃腔内伸出和谐夹,打开,并夹住切开的黏膜边缘,释放和谐夹。⑦轻拉牙线,将黏膜拉起,显露肿瘤,暴露肿瘤与正常组织的边界。⑧沿肿瘤与正常组织的边界用钩刀切开,如果确认肿瘤位于固有肌层,且部分向腔外生长,则逐步全层切开。⑨一旦有部分区域全层切开,则改为 IT 刀,从全层切开处,沿肿瘤与正常组织的边界,从肛侧向口侧剥离肿瘤。⑩完整切除肿瘤,并取出标本。⑪仔细观察创面,辨认是否有肿瘤残留,并用热活检钳止血。⑫金属夹或金属夹-尼龙绳缝合创面。

在肠道疾病的内镜微创治疗时,也可采用辅助牵引的方式增加切割组织的张力以简化手术,但我们大多选择牙线悬吊牵引法的方式,以达到简化手术的目的。以内镜微创治疗直肠神经内分泌肿瘤为例,具体步骤如下:①标记,黏膜下注射。②用电刀切开肿瘤肛侧缘的黏膜,并适当剥离。③退出内镜,金属夹从活检孔道伸入,打开金属夹,取合适长度的牙线,将牙线捆绑固定在金属夹一个脚上。关闭金属夹,并将其退回活检孔道。④再次进镜,在直肠腔内伸出金属夹,打开,并夹住切开的黏膜边缘,释放金属夹。⑤再用一金属夹,将用于牵引的牙线固定到病变的对侧正常黏膜。⑥轻拉牙线,将黏膜拉起,显露肿瘤及肿瘤与正常组织的边界。⑦沿肿瘤与正常组织的边界用电刀剥离。⑧完整切除肿瘤,并取出标本。⑨处理创面和标本(图 6-3)。

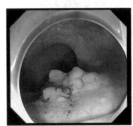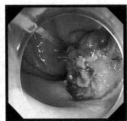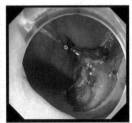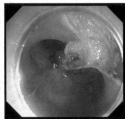

图 6-3　牙线悬吊牵引法(黏膜病变)

牙线悬吊牵引法辅助 ESD 治疗的优势。

1. 提高手术质量　牙线悬吊牵引法可以将黏膜层及肿瘤掀起,充分暴露手术层面,从而解放了内镜,使术中内镜头端无须一直顶靠在手术区,可以选择更好的观察距离和角度,全面监督手术过程,避免视野局限造成的切除范围过大或过小、切除深度逐渐加深甚至穿孔等。此外,该方法可帮助实现真正的手术全程直视下进行,降低盲目电切时电刀碰触肿瘤造成病理判断切缘困难的风险。

2. 降低并发症发生风险　牙线悬吊牵引可以更容易发现血管,并对血管进行预处理,减少术中出血。即使血管被电刀误切发生术中出血,因为黏膜侧组织已经掀起,容易精确地发现出血的断端,实现止血钳精准、快速止血。

3. 简化手术　　由于不再需要依赖内镜头端的透明帽选择合适的角度、距离和力量去实现手术层面的暴露,可简化 ESD 并减少手术时间。

二、腔内牵引

1. 牙线圈联合金属夹腔内牵引　　本方法是将牙线系成一个小圈,用金属夹加持后,通过活检孔道送到手术区,用金属夹将线圈固定在拟牵拉病灶处,再用另一个金属夹,夹持固定在病灶上的线圈。吸气后,将该线圈再固定到病灶的对侧,当再次充气时,"金属夹-线圈-金属夹"会牵拉抬起病灶组织,暴露手术层次,简化手术。

2. 金属夹牵引法　　沿活检孔道插入可反复开闭的金属夹,夹持拟被牵引的病灶部位到肠腔对侧,通过吸引,接近对侧肠壁,将该部分病灶用金属夹固定在对侧肠壁,充气后,辅助暴露手术视野(图 6-4)。

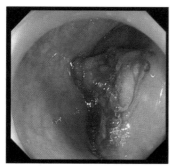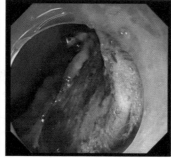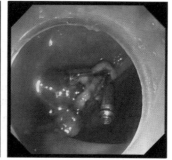

图 6-4　金属夹牵引法

综上所述,牵引法行内镜微创治疗肠道疾病,可以辅助暴露病变边界,实现全程直视下的切割,使手术层次更加清晰,从而简化手术,减少手术时间,确保基底切缘的阴性,尤其适合在内镜治疗量不大的基层医院进一步推广。

(钟芸诗　时　强)

第七章

消化道黏膜下肿瘤的内镜诊疗

　　近年来,由于内镜检查的普及和内镜超声检查(EUS)技术的发展与成熟,消化道黏膜下肿瘤(SMT)的检出率大幅提高。SMT的组织病理学类型复杂,但大多为良性病变,仅不足15％的SMT表现为恶性,且在消化道各部位的发病率也不均衡,国外数据显示常规胃镜下SMT的检出率为0.33％～0.76％。通常直径<2 cm的消化道SMT没有明显的临床症状,多在常规内镜检查时偶然发现,但随着病变的不断增大,某些部位以及特殊组织病理学类型的SMT可出现出血、梗阻以及转移等症状。对于SMT的诊治主要依据其组织学类型、位置、大小、症状及患者自身情况。内镜下切除SMT因创伤小、并发症少、恢复快、费用低等优点受到广泛关注与认可。因此。在提高SMT检出率的基础上进行内镜下微创治疗,是改善SMT患者生活质量、减轻家庭和社会负担、节约国家医疗资源的有效途径。

一、定义

　　1. 消化道黏膜下肿瘤(submucosal tumor,SMT)及消化道上皮下病变(subepithelial lesions,SEL)　起源于消化道黏膜层以下各层(主要包括黏膜肌层、黏膜下层、固有肌层)的隆起性病变统称为消化道上皮下病变。但国内通常使用SMT代替SEL来描述此类病变。

　　2. 完全切除(complete resection)　肿瘤在内镜下被整块切除且包膜完整。

　　3. 非完全切除(incomplete resection)　肿瘤在内镜下未被整块切除或包膜不完整。

二、SMT 的术前检查及评估

　　(一)普通内镜及超声内镜评估

　　普通内镜检查可以观察病变隆起部位黏膜的色泽、形态、糜烂及出血情况(图7-1),

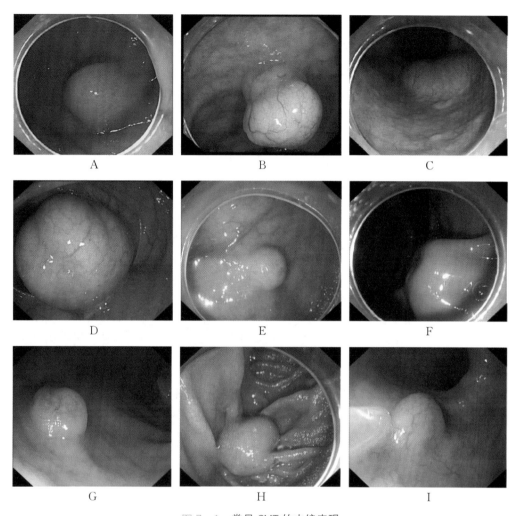

图 7-1 常见 SMT 的内镜表现

A. 胃肠间质瘤(GIST);B. 神经内分泌肿瘤(NET);C. 平滑肌瘤;D. 脂肪瘤;E. 颗粒细胞瘤;F. 异位胰腺;G. 施万细胞瘤;H. 布氏腺瘤;I. 囊肿

但无法判断病变的性质及来源,也无法与腔外压迫性病变相鉴别,普通内镜检查对 SMT 的诊断灵敏度和特异度分别为 87% 和 29%。

EUS 是目前评估消化道 SMT 最精准的影像学检查,对于消化道各种类型 SMT 的鉴别诊断,以及对肿瘤的定位和治疗方法的选择都有重要的作用(表 7-1)。研究显示,EUS 鉴别良性和恶性肿瘤的灵敏度和特异度分别为 64% 和 80%,且对直径<2 cm 的病变要优于 CT、MRI 等检查。

EUS 的局限性:①EUS 仅能显示肿物的某一截面,该截面显示出的起源层次可能与其他截面不相符合;②由于分辨率的限制以及各种伪像的干扰,使得 EUS 成像不稳定;③操作者主观判断以及不正确的操作都可能导致误诊。因此,必要时要与其他影像学检查相结合,才能精准评估肿瘤与周围血管、脏器的毗邻关系。

表 7 - 1　内镜和 EUS 下常见 SMT 的特征

病变	内镜表现	起源层次（EUS）	EUS 表现
GIST	无特殊表现,无溃疡形成,恶性可有溃疡表现	固有肌层(黏膜肌层、黏膜下层少见)	低回声,大部分<2～5 cm,边界光滑,球形,均匀。恶性可有不规则腔外边界,囊性空间,不均匀,强回声点
平滑肌瘤	无特殊表现	黏膜肌层、黏膜下层或固有肌层	低回声,边界清晰
脂肪瘤	淡黄色,枕头征(高特异性,低敏感性),常为孤立病灶	黏膜下层	高回声,均匀,边界光滑,可呈息肉样
NET	无特殊表现,表面可为淡黄色;胃部常多发,1 型和 2 型常为良性,3 型多为恶性;直肠、十二指肠为孤立病灶	黏膜肌层或黏膜下层	微低回声或等回声,均匀,椭圆形或圆形,边界光滑
异位胰腺	90%伴表面脐状凹陷,多数位于胃窦	黏膜肌层、黏膜下层或固有肌层	低回声或混合回声(不均匀＝颗粒状组织、无回声＝管状结构),边界不清,部分无回声囊肿或管状结构
颗粒细胞瘤	无特殊表现,大部分小(直径<4 cm)而孤立	黏膜肌层或黏膜下层	偏高回声,均匀
施万细胞瘤	无特殊表现	黏膜下层或固有肌层	低回声
囊肿	表面光滑、规则、半透明、易压迫	任何层次或壁外	无回声,3～5 层瘤壁,圆形或椭圆形,无多普勒征
布氏腺瘤	十二指肠球部,单发	黏膜肌层、黏膜下层或固有肌层	高回声,无回声,边界光滑
转移瘤	无特殊表现	任何层次或全层	低回声,不均匀

(二) 其他影像学评估

包括 CT 和 MRI 在内的其他影像学手段对 SMT 的诊断也具有重要意义。其能直接显示肿瘤发生的部位、生长方式、大小、形态、有无分叶、密度、均质性、强化程度及边界轮廓等,并能发现胃肠壁是否增厚及增厚的程度。更重要的是,这些影像学检查能发现病灶邻近结构有无侵犯以及周围腹膜、淋巴结和其他脏器有无转移,是临床对肿瘤分级、治疗和预后评估的主要方法。

三、SMT 的活组织病理学检查

对于 SMT 常用的活组织病理学检查。包括钳夹活检及超声内镜引导下细针穿刺吸取术(endoscopic ultrasonography guided fine needle aspiration,EUS - FNA)等

方法。

对于一些可通过常规内镜结合 EUS 确诊的 SMT,如脂肪瘤、囊肿和异位胰腺等无须组织取样。对于起源于黏膜层并且侵入黏膜下层的 NET,普通黏膜活检技术即可进行诊断。但是,来源于黏膜下和固有肌层的低回声和不均匀病灶,如 GIST、平滑肌瘤等,不易诊断,所以在常规内镜结合 EUS 无法对病灶良性和恶性进行评估时,EUS - FNA 等方法可以作为进一步诊断的工具。

不过,SMT 的活检可能损伤黏膜或造成黏膜下组织粘连,增加手术难度,还有可能增加出血、穿孔及肿瘤播散等风险,因此术前活检不一定必要。

第二节　　SMT 的内镜下治疗

一、治疗原则

没有淋巴结转移或淋巴结转移风险极低、使用内镜技术可以完整切除、残留和复发风险低的病变均适合进行内镜下切除。内镜切除过程中应遵循无瘤治疗原则,需完整切除肿瘤,且切除时应保证瘤体包膜完整。

二、内镜下切除术方式

(一) 内镜圈套切除术

内镜圈套切除术一般适用于较为表浅、术前 EUS 和 CT 检查确定突向腔内的且可通过圈套器一次性完整切除的 SMT(图 7 - 2)。

(二) 内镜黏膜下挖除术

内镜黏膜下挖除术(ESE)是 ESD 的发展和延伸(图 7 - 3)。一般适用于直径>2 cm 的 SMT,术前 EUS 和 CT 检查确定肿瘤突向腔内的 SMT。ESE 治疗 SMT 的完整切除率均>90%,并发症主要表现为穿孔,发生率为 0~14%,且大部分可在内镜下处理,穿孔发生的风险因素包括肿瘤固定和肿瘤位于固有肌层及以下。

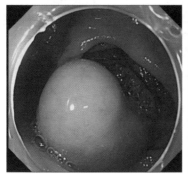
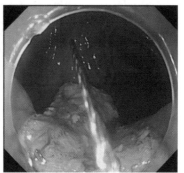

A　　　　　　　　　　　　　　　B

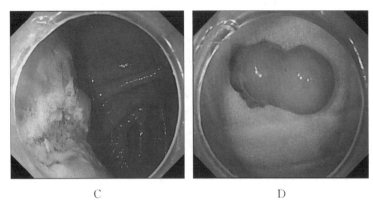

C   D

图 7-2   内镜圈套切除术操作步骤

A. 较小的突向腔内的 SMT；B. 圈套器直接圈套隆起病变和周围正常组织，高频电刀切除；C. 切除后的创面；D. 切除的标本

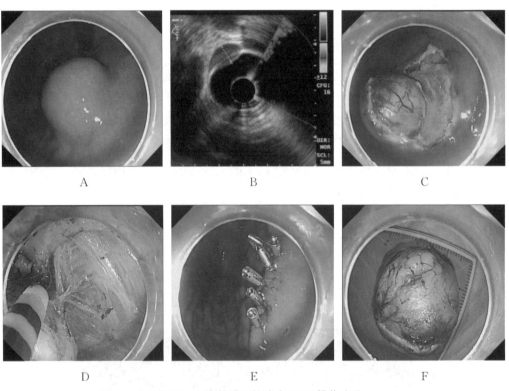

A   B   C

D   E   F

图 7-3   内镜黏膜下挖除术(ESE)操作步骤

A. 较大的 SMT；B. 超声内镜示病变起源于固有肌层；C. 切开病变表面黏膜；D. 逐步挖除病变；E. 金属夹夹闭创面；F. 切除的标本

（三）黏膜下隧道内镜肿瘤切除术

　　黏膜下隧道内镜肿瘤切除术(STER)由复旦大学附属中山医院首创，是在经口内镜下肌切开术(POEM)基础上发展而来的一项新技术，也是 ESD 技术的延伸(图 7-4)。

一般适用于起源于固有肌层、横径≤3.5 cm 的食管及胃 SMT。STER 治疗 SMT 的整块切除率达 78%～100%,并发症主要包括气体相关并发症和胸腔积液,大部分只需予保守治疗。

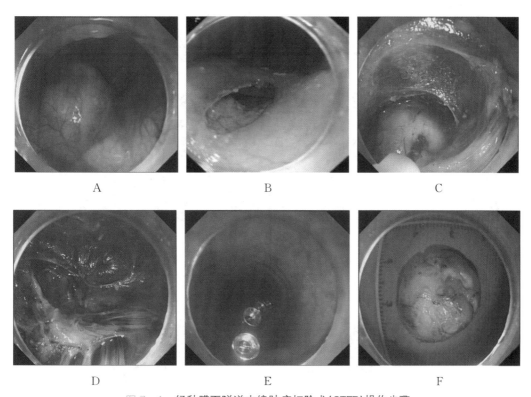

图 7-4　经黏膜下隧道内镜肿瘤切除术(STER)操作步骤

A. 食管 SMT;B. 口侧端 3～5 cm 处切开黏膜,建立黏膜下隧道充分暴露肿瘤;C、D. 直视下将肿瘤完整切除;E. 关闭隧道入口黏膜;F. 切除的标本

(四) 内镜全层切除术

内镜全层切除术(EFTR)一般适用于起源于固有肌层和 CT 检查发现肿瘤突向浆膜下或部分腔外生长,以及 ESE 术中发现瘤体与浆膜层紧密粘连而无法分离的胃、十二指肠、结直肠 SMT,横径>3.5 cm 的食管 SMT(图 7-5)。EFTR 治疗 SMT 的完整切除率可达 87.5%～100%,且并发症发生率极低,仅有少数报道 EFTR 术后发生腹腔感染。内镜下成功修补穿孔,避免外科手术修补以及术后腹膜炎的发生,是 EFTR 治疗成功的关键。

(五) 内镜和腹腔镜联合技术

当肿瘤较大时,单靠内镜难以切除,并且穿孔、出血发生的可能性较高。此外,如腹腔镜手术时肿瘤较小,难以寻找;病变部位难以精准定位;患者除有消化道疾病,还合并其他部位疾病需要联合手术者,都给内镜治疗带来了困难。此时,可内镜和腹腔镜联合进行切除(图 7-6)。

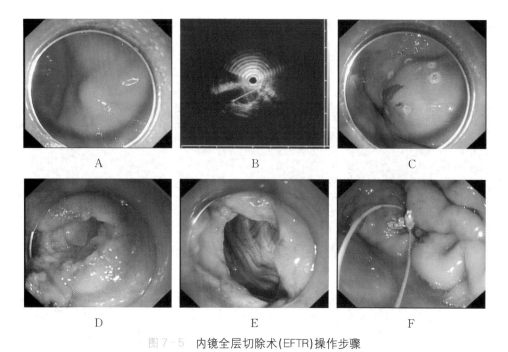

图 7-5　内镜全层切除术(EFTR)操作步骤

A、B. 内镜及超声内镜示起源于固有肌层的 SMT；C～E. 沿标记点环行切开黏膜层、黏膜下层，显露固有肌层病灶，继续直至完整切除病灶，可见消化道管壁缺损；F. 金属夹荷包缝合创面

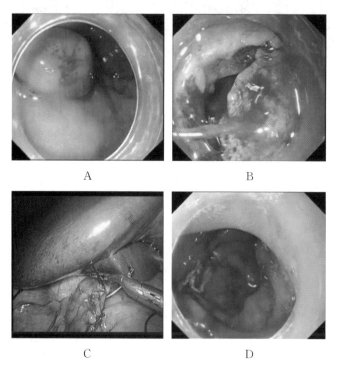

图 7-6　腹腔镜辅助内镜下切除术

A. 特殊部位，单独内镜切除风险较高的 SMT；B. 内镜下完整切除过程中出现穿孔；C. 腹腔镜下及时予以缝扎修补治疗；D. 腹腔镜下缝合后切除创面

第三节　操作相关并发症及其处理

内镜治疗 SMT 的主要并发症多为出血、穿孔和气体相关并发症等,一般并不严重,多可经保守治疗或内镜治疗后痊愈。少数患者经保守或内镜治疗无效,应立即完善术前准备,尽快行腹腔镜或开放手术探查。

一、出血

为了预防术中大量出血,在手术过程中注射要充分,可使较大血管显露,有利于电凝止血。术中出血可使用各种切开刀、止血钳或金属夹等治疗,剥离过程中对裸露的血管要进行预防性止血。

术后出血表现为呕血、黑便或便血等,严重者可表现为失血性休克,多发生于术后 1 周内,但也可出现于术后 2～4 周。如呕血、黑便量较多,色较鲜艳,血红蛋白下降较明显,应及时行内镜检查,仔细检查创面;若发现有活动性出,用热电咬钳或金属夹夹闭止血。STER 术后发生隧道内出血较为少见,可通过留置三腔管压迫止血或再次内镜检查止血。

二、术后穿孔

通常表现为腹胀、腹痛加重、腹膜炎体征、发热,影像学检查有积气或积气较前增多。术后延迟性穿孔多与创面缝合不佳、过度电凝、过早起床活动、过早进食、血糖控制不佳、胃酸对创面的腐蚀等因素有关。为减少术后延迟性穿孔的发生,如创面大且深或出现裂隙样改变,术后应适当延长卧床及禁食时间,胃肠减压(下消化道患者置肛管引流),对于糖尿病患者应严格控制血糖。

对于穿孔较小、胸腹腔感染程度较轻者,给予禁食、抗感染、抑酸等治疗;对于积液者可进行胸腔闭式引流、腹腔穿刺置管等保持引流通畅。经保守治疗感染无法局限或合并严重的胸腹腔感染,则应尽早外科腹腔镜手术探查行穿孔修补、腹腔引流术。

三、气体相关并发症

气体相关并发症包括皮下气肿、纵隔气肿、气胸及气腹等。术中皮下(表现为面部、颈部、胸壁、阴囊等气肿)和纵隔气肿(胃镜可发现会厌部肿胀)常无须特殊处理,气肿一般会自行消退。术中发生严重气胸(手术过程中气道压力＞20 mmHg,SpO_2＜90%,行急诊床旁胸片证实)者,予胸腔闭式引流后,常可继续手术。术中明显气腹者,通过气腹针于右下腹麦氏点穿刺放气并留置穿刺针至术毕,确认无明显气体排出时再拔除。

第四节　SMT 内镜随访策略

内镜下完整切除 SMT 依据精准充分的病理学评估基础,病理学检查的最终诊断,以及根据不同病理类型,选择不同处理方式。推荐如下。

(1) 病理学检查提示为良性病变,如脂肪瘤、平滑肌瘤,术后常规处理及随访。

(2) 无恶性潜能 SMT,如直径<1 cm 且分化良好者的直肠 NET,一般病程良好,完整切除后,5 年生存率为 98.9%～100%,且复发率极低,术后病理学检查确定边缘阴性后,常规随访。

(3) 低恶性潜能 SMT,如低风险 GIST,需在治疗后每 6～12 个月进行 EUS 或影像学评估,再按照临床指示进行处理。

(4) 中/高恶性潜能 SMT,如术后病理学证实为 3、4 型胃 NET,直径>2 cm 的结直肠 NET 及中高风险 GIST,需追加治疗,治疗方案的选择参见各疾病相关指南(图 7 - 7)。

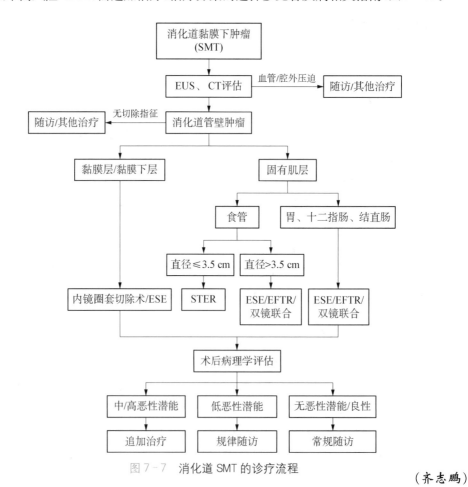

图 7 - 7　消化道 SMT 的诊疗流程

(齐志鹏)

第八章

胆胰疾病的内镜治疗

第一节　概　述

经内镜逆行性胰胆管造影（endoscopic retrograde cholangiopancreatography，ERCP）术，是指通过将十二指肠镜插至十二指肠降部，并使相关器械到达胆管、胰管，注入造影剂并使其先后或者同时显影，从而达到检查目的的操作。ERCP可结合各种器械进行多种干预治疗，包括经十二指肠镜乳头括约肌切开（endoscopic sphincterotomy，EST）和取石术、内镜下胆管引流术等，称为治疗性ERCP。

一般认为，ERCP适用于临床支持但尚无法明确的胆胰疾病，或需行内镜下相关治疗的疾病，包括胆总管结石、梗阻性黄疸、胆管狭窄、肿瘤、寄生虫、急性胰腺炎、复发性胰腺炎、乳头狭窄、无手术适应证的壶腹部肿瘤、手术和外伤后胰漏或胆漏等。随着内镜技术及器械的进步，ERCP的适应证仍在不断扩大。

第二节　胆总管结石的 ERCP 治疗

胆总管结石的典型临床表现为胆源性腹痛，依据胆总管梗阻和伴发急性化脓性炎症程度的不同会有多种临床表现。在结石去除之前，症状会反复发作。在急性炎症期，常表现为腹痛、寒战高热和黄疸（Charcot三联征），严重者还有血压下降及神经精神症状（Reynolds五联征）。影像学诊断包括超声、CT、MRI/MRCP、ERCP等。ERCP因具有一定创伤性，原则上不建议进行单纯诊断性ERCP。本节主要介绍胆总管结石的ERCP治疗。

一、ERCP 治疗指征

胆总管结石一旦确诊，不论是否存在症状，建议限期处理，可选ERCP或者外科手术,应综合考虑患者情况、手术条件等决定治疗方式。在胆总管结石伴黄疸、胆总管扩张、急性胰腺炎或胆管炎时,ERCP伴括约肌切开术和取石术是一种较为有价值的治疗方法。

二、术前准备

(一)设备准备

ERCP检查及治疗常用的设备包括:十二指肠镜、高频电发生器、切开刀、导丝、取石网篮、气囊导管、造影剂、生理盐水及消毒纱布等。另外,对内镜及各种配件必须进行严格的消毒。消毒不彻底可能产生医源性感染,甚至出现败血症。

不同于常规的电子内镜,由于胆管、胰管的开口位于十二指肠降段壁侧方,正面观察及乳头内插管存在较大的困难。因此,十二指肠镜被设计成为侧视方向。同时,为便于侧视条件下进行观察与操作,还配备有抬钳器等装置(图8-1)。

在具体的操作中,各个设备又有不同的种类以适应各种临床情况,如乳头括约肌切开刀,最常用的就有弓形切开刀和针状切开刀,还有特殊类型的切开刀如毕Ⅱ式切开刀(鲨鱼鳍切开刀)(图8-2)。

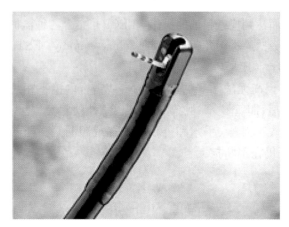

图8-1　十二指肠镜头端(图片来源于网络)

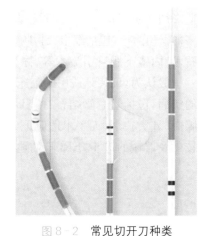

图8-2　常见切开刀种类

由左至右分别为弓形切开刀,毕Ⅱ式切开刀以及针状切开刀(图片来源于网络)

(二)患者准备

重点关注患者出凝血功能和术前影像学检查;对患者及其家属需进行充分的告知和交流,签署知情同意书。非急诊情况患者需在术前禁食6~8 h。

(三)医护准备

需指出的是,尽管ERCP对胆胰疾病的治疗属于微创技术,但可能发生较为严重的并发症,且操作相对复杂、技术要求较高,需在具有资质的医生、助手及护士团队协同下完成。同时，主持工作的必须为接受过规范化专业技术培训的医生，选择性插管成功率要求在80%以上。

三、ERCP 操作

根据 ERCP 造影情况选择合适的治疗方式，常用的治疗方式包括如下。

1. 乳头括约肌切开（endoscopic sphincterotomy，EST）　Oddi 括约肌的主要作用为控制胆管内胆汁的分泌，但括约肌使胆总管的开口很小，限制了各类操作的进行，取石前多选择将它切开。

2. 乳头气囊扩张（endoscopic papillary balloon dilation，EPBD）　EPBD 具有术后出血风险低、操作相对容易、部分保留括约肌功能等优点，可作为替代 EST 的一种方法。但 EPBD 可能增加胰腺炎的风险。

3. 取石　胆总管结石直径<1.5 cm 者均可通过切开的乳头取出，直径 1.5～2 cm 的结石也可在乳头充分切开后取出。常用工具包括取石网篮和球形气囊，应遵循"先下后上、先小后大"的原则，逐一取出结石。必要时可在取石后将气囊导管插至肝总管充盈后，一边往下拉，一边注入造影剂，既可再次清除胆管内的残余结石，又可通过造影了解是否有结石残留（图 8 - 3）。

4. 碎石术　对于结石直径>2 cm 者可考虑先碎石再取石。碎石的方法很多，最简便、经济的方法是采用机械碎石或网篮碎石。此外，也有经口胆道镜下液电或激光碎石。

5. 胆道支架　对于一次治疗下难以清除的胆总管结石病例，可在胆管内留置支架，起到引流胆汁、控制感染的作用。有文献报道，半数患者在留置支架后 2～6 个月内结石有所缩小。但需注意此类支架为临时性，长期留置需注意有无阻塞等情况，避免引起并发症（图 8 - 4）。

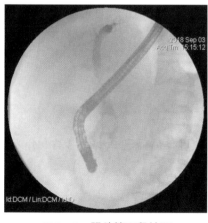
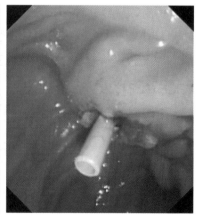

图 8 - 3　胆总管下段结石　　　　　　图 8 - 4　胆总管支架

6. 鼻胆管引流 是一种临时性引流措施,适用于胆管化脓性感染、结石尚未取净需要 2 次治疗的病例。

7. 胰管支架 对于存在术后胰腺炎高风险的病例,如插管困难、预切开的患者等,可考虑短期留置胰管支架,降低胰腺炎的发生。

第三节 良性和恶性胆道狭窄的 ERCP 治疗

各种原因引起的胆道狭窄,临床均表现为梗阻性黄疸伴或不伴胆管炎,结合血检结果和影像学资料(腹部超声、CT、MRI、MRCP 等)通常可诊断。不建议对梗阻性黄疸进行单纯诊断性 ERCP。

一、常用的内镜介入诊断技术

1. 胆管造影(endoscopic retrograde cholangiography,ERC) 具有较高的灵敏度和特异度,通过造影的特异性表现可诊断大部分良性和恶性狭窄。

2. 内镜下细胞学检查及组织活检 是术前获得病理学诊断的方法,但胆管狭窄患者通过细胞刷获得的诊断灵敏度较低,有报道显示不足 30%,而联合组织活检则可提高至 40%～70%。

3. 胆管腔内超声(intra-ductal ultrasonography,IDUS) 经乳头插入高频超声探头,以显示胆管及其周围组织的超声影像,有助于良性和恶性狭窄的鉴别。诊断胆管恶性狭窄的敏感性和特异性在 80% 左右。

4. 经口胆道镜 通过经口胆道镜可以进行肝外胆管的检查、组织活检及取石治疗。常见的有 3 种:子母镜、滑动管型胆道镜和直接胆道镜。

5. EUS 联合 ERCP 某些特殊情况如胆管高度狭窄、壶腹部肿瘤浸润等,传统 ERCP 成功率不高,近年来通过 EUS 结合 ERCP 的方法,例如先行 EUS 引导下顺行胰胆管造影,再行 ERCP,可有效提高内镜治疗的成功率。这也为胆胰疾病的内镜治疗提供了新的思路与方法。

二、ERCP 诊断技术

(一) ERCP 治疗指征

在血液检查或影像学检查均无法确诊,或确诊后需进一步行内镜下介入治疗时,可行 ERCP。

(二) 术前准备

基础设备同前所述。胆道支架依据材质又分塑料支架和金属支架,进一步描述详见后文。

（三）ERCP 操作

1. 经内镜鼻胆管引流（endoscopic naso-Biliary drainage，ENBD）　将鼻胆管置入胆管合适部位，最后从患者鼻腔引出，达到对阻塞部位或病变部位以上胆汁引流至体外的目的，可有效减小胆道内压力，缓解梗阻性黄疸。ENBD 的优点是不仅能充分引流胆汁，且能冲洗胆道、重复胆道造影、取胆汁找病理细胞等，也有报道经鼻胆管注射溶石药物治疗胆道结石。由于 ENBD 为一种外引流方式，会对患者日常生活带来一定不便；胆汁丢失影响消化功能，且引流管易滑出，故 ENBD 的放置多为临时性，如手术前短时间减压引流，或胆管狭窄合并化脓性胆管炎的急诊处理，或治疗方案未定时的短暂引流。严重食管静脉曲张、无法配合者和不能耐受者慎用 ENBD。

2. 胆道支架（biliary stent）　目前较为常见的胆道支架包括 2 种：塑料支架和金属支架。

（1）内镜胆管塑料支架引流术（endoscopic retrograde biliary drainage，ERBD）：是内镜治疗胆管狭窄的常用方式。支架的常用材料为聚乙烯，且有不同的直径和长度，可根据病变具体选择。对于无手术指证的胆管或壶腹周围肿瘤，可通过放置胆管内支架来减轻黄疸。部分良性狭窄也可通过单根或多根支架进行支撑/引流。需注意的是，一般塑料支架的平均通畅期在 3 个月左右。为防堵塞，建议在 ERBD 放置 3 个月后进行更换。

（2）内镜胆管金属支架引流术（endoscopic metal biliary endoprosthesis，EMBE）：为金属支架置入术，采用的支架为自膨式金属胆道支架（self-expanding metallic stent，SEMS）。根据带膜与否分为裸支架、部分覆膜支架及全覆膜支架等。此类支架主要用于无法行根治性切除的胆管恶性狭窄/梗阻的治疗，适用于引流胆系丰富、预计存活期长（超过 3~6 个月）的患者。此类患者应用金属支架比应用塑料支架在并发症、再介入率、生活质量等方面均有优势。

胆管狭窄是一类十分复杂的疾病。除 ERCP 外，经皮经肝胆管引流术（percutaneous transhepatic biliary drainage，PTBD）、手术引流等亦是可供选择的方法。需根据狭窄原因、狭窄部位不同，选择合适的治疗方法。选择何种治疗方式建议在有经验的多学科团队讨论后决定。

第四节　胰腺疾病的 ERCP 治疗

尽管细胞刷、活检、IDUS、胰管镜等技术有了相当大的发展，单纯胰管造影（ERP）对于慢性胰腺炎、自身免疫性胰腺炎、累及主胰管的病变等仍均具有较高的诊断价值。目前 ERP 对于仅累及胰腺实质或分支胰管病变，仍较难做出诊断。同时应当指出，因 ERCP 的创伤性，不建议作为一线的诊断手段。

（一）术前准备

详见本章第二节。

（二）ERCP 适应证及操作

急性胆源性胰腺炎（acute biliary pancreatitis，ABP）是指因胆道疾病引起的急性胰腺炎。常见的病因包括结石、乳头狭窄等。轻症 ABP 若无胆道感染或梗阻，建议先行保守治疗；重症 ABP 或轻症 ABP 保守治疗效果欠佳者，应行急诊 ERCP，重症 ABP 建议在发病 72 h 内行 ERCP/EST，有利于降低病死率和围手术期并发症。胆石症引起的 ABP 在 ERCP 过程中一般均行 EST 治疗，能取净结石者应尽量取净。

胰腺假性囊肿（pseudo-cyst）多为急性胰腺炎的后遗症。早期发现的假性囊肿应先采用保守治疗，对于症状无法改善、囊肿增大明显、出现并发症等的患者，首先考虑内镜治疗。建议在治疗前完善影像学检查以明确诊断，尤其是内镜下超声及超声下穿刺。假性囊肿可采用内镜下经乳头引流、经胃肠壁造瘘引流，或两者联合应用。前者适用于囊肿与主胰管有交通的病例，后者适用于囊肿向胃肠膨出明显且囊肿与胃肠壁距离较近的病例。

Oddi 括约肌功能障碍（sphincter of Oddi dysfunction，SOD）是指 Oddi 括约肌的异常收缩，可导致胆汁或胰液经 Oddi 括约肌流出受阻的良性、非结石性梗阻。SOD 患者可以表现出典型的胰源性腹痛（放射至背部的上腹部和左上腹痛）和复发性胰腺炎，括约肌压力测定（SOM）是评估此病的"金标准"，确诊后需行内镜治疗。SOD 首选的治疗方式为 ERCP 下括约肌切开、预防性胰管支架留置，该治疗可有效降低术后胰腺炎的发生。

第五节　其他疾病的 ERCP 治疗

一、胰管破裂或胰瘘

此类病例多由急性和慢性胰腺炎、外伤或手术损伤造成。胰管支架已成为胰瘘的常用治疗方法。大部分严重的胰管损伤可通过置入支架以重建正常的胰管引流。

二、胰腺分裂症

胰腺发育过程中主、副胰管未正常融合，大部分胰液通过相对较细的副乳头引流，从而引起梗阻，导致胰性腹痛和胰腺炎发作。内镜治疗胰腺分裂症（pancreatic divisum，PD）的方法主要是副乳头切开、背侧胰管支架置入或两者联合应用。

三、原发性硬化性胆管炎

原发性硬化性胆管炎（primary sclerosing cholangitis，PSC）是一种自身免疫性疾病,其特征为肝内外胆管进行性炎症和纤维化。多数患者最终发展为肝硬化、门静脉高压,内镜治疗难以治愈,但部分患者经内镜下狭窄扩张,或支架短期引流,可一定程度改善胆汁淤积,提高生活质量。

第六节　　胆胰疾病 ERCP 治疗的并发症

胆胰疾病 ERCP 治疗的一般并发症如药物反应、心肺功能异常等不再赘述。在此主要介绍与胆胰管操作相关的并发症。

一、胰腺炎

胰腺炎是 ERCP 最常见的并发症之一。同其他原因导致的急性胰腺炎类似,以上腹部疼痛、淀粉酶/脂肪酶水平升高为主要临床表现。需要指出的是,淀粉酶/脂肪酶的升高多在胰腺炎发作数小时后出现,因此为避免出现假阴性结果,对术后疑似胰腺炎的患者,建议在距操作 4 h 后再进行相关指标的检查。

大多数 ERCP 术后的胰腺炎较轻,经短期保守治疗(如补液支持、肠道休息等)后均能治愈。对于重症胰腺炎(住院治疗超过 10 天、出血性胰腺炎、蜂窝织炎或假性囊肿需干预等)的患者,可能需长时间住院治疗,甚至需在重症监护室进行治疗,并依据病情决定是否需手术治疗。

如何预防 ERCP 术后胰腺炎,关键在于提升 ERCP 操作技术,如降低尝试插管的次数,减少胰管造影的次数及剂量,对于高风险患者予预防性胰管支架置入,EST 过程中切开刀不要偏向右侧损伤胰管,不要过度使用电凝等。另外,目前有多项研究证实经直肠给予 NSAIDs 药物可降低 ERCP 后胰腺炎的发生。欧洲胃肠道内窥镜学会(ESGE)临床指南推荐,常规在 ERCP 术前或者 ERCP 术后立即肛塞 100 mg 双氯芬酸或吲哚美辛用于 ERCP 后胰腺炎的预防。

二、出血

ERCP 操作中的出血大多发生在行括约肌切开后。部分患者可能存在解剖异常的十二指肠后动脉,一旦损伤可能引起大出血。肝功能异常患者凝血功能受损也是出血的原因之一。故术前应详细了解患者有无出血相关病史及使用可能导致出血的药物,梗阻性黄疸患者应使用维生素 K1 治疗。EST 后少量渗血可自行停止,若出现活动性出血应及时处理,可再用切开刀对切开的边缘进行电凝。

三、穿孔

ERCP 可能出现食管、胃、十二指肠或空肠穿孔,但极为罕见,有上述部位狭窄者发生穿孔的风险增加。EST 穿孔的发生率<1%,常见原因包括乳头切开过大、使用切开

刀不当、取出大结石时造成乳头撕裂等。EST 过程中如怀疑穿孔,可放置鼻胆管引流;而 EST 术后如发现穿孔,则不必强调再放置引流,一般经保守治疗多能治愈。保守治疗包括使用抗生素、禁食及营养支持、胃肠减压等。在保守治疗过程中应密切观察病情,如有腹膜后脓肿形成应予穿刺引流或外科手术引流。如果胆管问题仍未解决,可考虑行外科手术一并处理。

四、感 染

ERCP 操作后感染最常见的原因是对梗阻的胆胰管进行操作,也往往同原发病相关。较少见情况下,感染可由受污染的内镜设备引起。术前应做好内镜及附件的彻底消毒。对于存在胆管梗阻的患者,ERCP 术后最好能放置引流管。对感染高危患者,抗生素的术前预防性使用以及术后应用也是防止胆管炎的有效方法。

五、迟发性并发症

EST 术后有可能出现迟发性出血、排出巨大结石造成结石性肠梗阻、胆囊未切除者发生急性胆囊炎、胆道复发结石、切开的乳头再狭窄等。

六、其 他

1. 药物相关并发症　包括镇静或麻醉药物、抗胆碱能药物等引起相关的不良反应。

2. 造影剂过敏　进行 ERCP 时使用的造影剂引起过敏反应的情况较为罕见。在操作前评估过程中,应考虑到患者有无碘造影剂或碘类药物过敏史。既往对造影剂过敏的患者,可考虑使用非离子或低渗造影剂。在操作开始前发现过敏时可考虑静脉使用糖皮质激素药物或肾上腺素等。

3. 心肺并发症　如反流误吸、低氧血症、心律失常等,最常见于有基础慢性疾病的患者,尤其是老年人。操作中突然出现的严重心肺事件也应考虑到气体栓塞可能。

4. 其他　包括结肠穿孔、肝脓肿、气胸、气体栓塞、胆汁瘤等。

结　语

随着内镜技术的发展和配套设备的研发改进,内镜介入治疗已越来越成熟,其创伤小、恢复快等优势也使其越来越受到临床医师及患者的欢迎。同时,内镜介入治疗胆胰疾病的技术要求较高,创伤性和潜在并发症均使得我们在决定 ERCP 治疗时要严格把握指征,并在团队配合下仔细操作。相信在不久的将来,胆胰疾病的内镜介入治疗会被广泛接受,并将逐步取代更多的传统手术方式。

(张丹枫　陈巍峰)

第九章

超声内镜诊疗基础

第一节　概　述

普通消化内镜通过近十几年的普及,已经为大众所熟知,成为消化道检查必不可少的手段之一,通过各种操作器械和配件的发展,开展了一系列内镜下的相关治疗,并逐步形成体系,衍生出消化内镜治疗学这一全新的前沿学科。然而,消化内镜治疗学中所包含的超声内镜这一重要分支,却总有一种犹抱琵琶半遮面的神秘感。超声内镜的成像并非像白光内镜那么直观,需要对黏膜层次、解剖结构、胸腹盆腔重要血管的走行等了然于心,才能在扫查的时候有充分的自信寻找到目标。

一、超声内镜的声学基础

超声内镜的声学基础和一般超声诊断的声学基础是一致的,包括超声波的基本概念、超声波在人体组织中的传播规律等。

(一)超声波的基础概念

当有一个波源激发了振动后,该振动在介质中的传播称为波动,简称为波,一般分为机械波和电磁波两种。超声医学中使用的超声波是一种机械波,通过声源的振动,由于介质质点之间的相互作用力,能够由近及远的使介质质点陆续地发生震动,这样振动就以一定速度向各个方向传播出去,从而形成声波。频率是声波的一个重要参数,指单位时间内质点振动的次数,单位为赫兹(Hz)。在波动的同一传播方向上,相邻的两个相位相差 2π 的质点,其振动的步调是完全一致的,它们之间的距离恰好是一个完整的波的长度,称为波长。超声波和其他波一样具有相同的波动特性,都能产生反射、折射、衍射和干涉等现象,具有能量的传播。

(二)超声波在人体组织中的传播规律

超声波在介质中传播时,其强度往往随着传播距离的增大而减小,这种现象称为声波的衰减。引起声波衰减的原因主要有 3 点:①介质的声吸收造成声能转化为其他形式的能量,主要是热能,从而引起声波的衰减;②介质的非均匀性造成声波的反射和散射,使得按原来方向传播的声波的强度逐渐减弱;③声波在传播过程中其波阵面逐步扩散,引起声束截面积逐渐增大,从而导致声强的减弱。在实际传播过程中,超声波的频率决定声束的穿透性和影像的质量,即频率越高,则波长越短,衰减更明显,穿透力弱;频率越低,则波长更长,衰减较少,穿透力强(表9-1)。

表 9-1　超声波频率与分辨率、衰减、穿透力的关系

项目	低频率	高频率
分辨率	低	高
衰减	少	明显
穿透力	强	弱
显示目标	深部结构	浅表结构

二、内镜超声的类型

(一)微型超声探头

微型超声探头(miniature ultrasonic probe)由外鞘和换能器芯组成,探头直径为 1.7～3.4 mm,常用的微探头工作频率一般为 12～30 MHz,由超声探头驱动器提供动力。在操作时,需插入消化内镜的工作钳道,从而进入消化道管腔、胆管、胰管等进行扫查。微型超声探头频率较高,穿透力弱,因此其扫查目标多为黏膜病变、较小的黏膜下结构、胆管及胰管内的相关扫查。

(二)超声内镜

超声内镜是指一种将内镜和超声相结合的检查技术,即将微型高频超声探头安装在内镜顶端,随内镜插入消化道管腔后,既可通过内镜直接观察管腔内的形态,又可同时进行实时超声扫描以获得管壁和周围邻近脏器的超声图像。

根据超声内镜的主要用途,大致可分为诊断用超声内镜和穿刺(或治疗)用超声内镜。诊断用超声内镜多采用环形扫描方式,而穿刺(或治疗)用超声内镜则采用扇形扫描方式(图9-1)。目前超声内镜所应用的探头频率一般为 7～12.5 MHz。

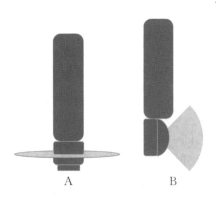

图 9-1　超声内镜扫查方式

A. 环形扫查;B. 扇形扫查

第二节　　超声内镜诊断

超声内镜的诊断根据扫查目标距离探头的远近,可分为黏膜病变、黏膜下病变、胰腺疾病、胆道系统疾病,以及其他腔外病变。

一、黏膜病变

超声频率越高,分辨率越好,但穿透力越浅。临床常用的微型超声探头的工作频率为 12～30 MHz,可显示消化道管壁的 5 层结构,自黏膜层至浆膜层显示为高、低、高、低、高的超声回声层次,分别代表界面层、黏膜固有层、黏膜下层、固有肌层及浆膜(外膜)层(图 9-2)。如使用频率更高的 20 MHz 甚至 30 MHz,

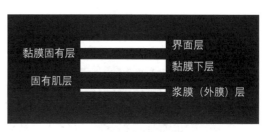

图 9-2　消化道管腔与超声下 5 层结构示意图

则可进一步细分固有肌层中的环行肌和纵行肌、黏膜层中的黏膜固有层与黏膜肌层,观察到 7～9 层的结构。

通过这些层次结构的观察,可以对黏膜病变进行定性和分期诊断,包括良性病变(如息肉)和恶性病变(如食管癌、胃癌、结直肠癌)的诊断和浸润层次的判定,对消化道溃疡性病变的良性和恶性鉴别也有一定的意义。

对于上皮来源的良性病变,最常见的为食管、胃和结直肠息肉,超声内镜下表现为来自上皮层或黏膜层边界清晰、向腔内凸起的中等偏高、均匀或混杂回声团块。而对于恶性病变,多表现为上皮来源的不规则低回声占位,伴不同程度浸润(图 9-3)。

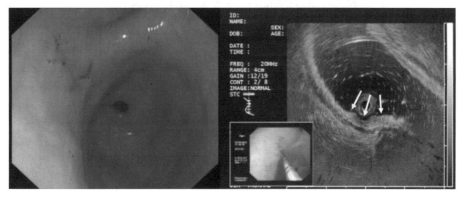

图 9-3　早期胃角癌超声内镜表现

超声内镜下可见局部黏膜层增厚,呈低回声改变,黏膜下层尚完整

二、黏膜下病变

黏膜下病变在内镜检查中较为常见,常见的黏膜下病变有平滑肌瘤、间质瘤、异位胰腺、脂肪瘤、神经内分泌肿瘤、囊肿等。由于黏膜下病变常覆有正常的黏膜上皮,通常无法通过常规活检取得病理标本,因此对于较小的黏膜下病变,可采用微型超声探头进行扫查,了解病变的回声性质、边界、来源层次对定性有一定帮助。而对于较大(直径>2 cm)的病变,有时则需借助更低频率的超声内镜进行较为完整扫查。

平滑肌瘤多表现为来源于黏膜肌层或固有肌层的均匀低回声占位,边界较清(图9-4)。而间质瘤在超声内镜下多表现为偏低不均匀回声的占位,以来源于固有肌层和黏膜肌层为主(图9-5)。异位胰腺同样起源于黏膜下层,回声不一,内部可伴不均

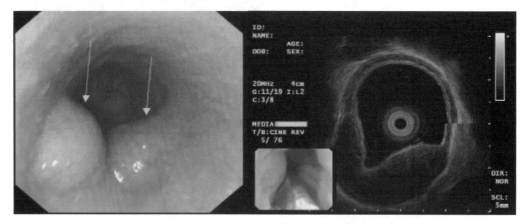

图9-4 食管平滑肌瘤超声内镜表现

左侧白光内镜下可见2处黏膜隆起,表面光滑,而在右侧超声内镜扫查中可见均匀低回声占位,证实为同一个平滑肌瘤向腔内的2处隆起,而并非2处病变

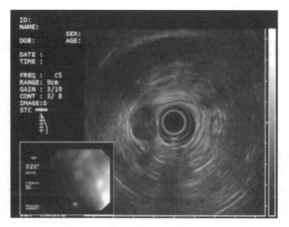

图9-5 胃间质瘤超声内镜表现

可见一来源于固有肌层的不均匀低回声占位

匀的高回声光点,中央伴有管状凹陷(图9-6)。脂肪瘤通常来源于黏膜下层,边界清晰,以均匀高回声团块为表现。神经内分泌肿瘤则表现为黏膜下层来源的低回声占位,边界多清晰,内部回声可自表层向深处逐渐减弱。另外,对于腔外压迫如肝囊肿、脾脏压迹等导致的消化道隆起,也可通过超声内镜进行鉴别。

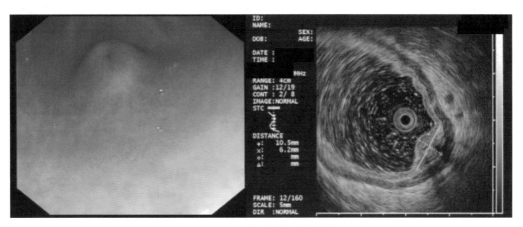

图9-6　胃异位胰腺超声内镜表现

可见一来源于中等偏低不均匀回声占位,内部可见腺管结构

三、胰腺疾病

胰腺疾病的诊断是超声内镜诊疗的重要组成部分。透过胃壁及十二指肠壁,超声内镜可对胰腺整体进行完整的扫查,包括胰腺头部、颈部、体尾部及钩突部,对胰腺微小病变、胰管扩张的诊断较其他影像学检查手段更为灵敏,同时,对于胰腺恶性肿瘤对周围血管、脏器的侵犯能够进行精确地评估,为外科手术治疗的可行性评估提供重要的参考。

正常的胰腺实质呈均匀的点状回声(图9-7),主胰管最大内径≤3 mm,一般认为主胰管的内径在胰头部平均为3 mm,体部平均为2 mm,尾部约为1 mm。若内径>3 mm可认为有主胰管扩张。

胰腺恶性肿瘤是超声内镜中胰腺诊疗最常见的疾病之一。超声内镜扫查中可见直接征象,即胰腺形态失常,呈不均匀低回声占位,蟹足样生长或锯齿样浸润性伸展,边缘不规则(图9-8);间接征象可见肿瘤远端主胰管扩张,肿瘤处主胰管闭塞,因肿瘤累及或淋巴结压迫导致的胆管扩张,周围血管及脏器浸润,淋巴结转移,少数患者可见腹水。

胰腺神经内分泌肿瘤多表现为类圆形、边界清晰、内部回声稍低的占位,少数病灶可表现为等回声。

急性胰腺炎表现为胰腺实质密度不均、胰周边缘模糊、胰周液体渗出等,如形成假性囊肿,可探及均匀低回声囊性结构,轮廓清晰,囊壁呈高回声。慢性胰腺炎的

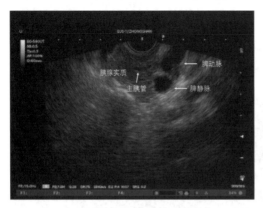

图 9-7　超声内镜显示胰腺体部

可见主胰管及邻近的脾动静脉

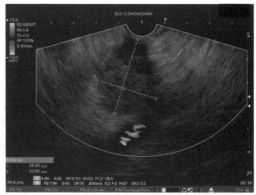

图 9-8　胰腺体部恶性肿瘤超声内镜表现

可见病变内回声不均匀,边界呈锯齿样浸润性伸展,累及后方血管

特征性表现为胰腺实质回声增粗、主胰管扩张、胰管壁回声增强、侧支胰管显示以及胰管结石。

四、胆道系统疾病

超声内镜对胆道结石的诊断较经腹超声、CT 和 MRCP 灵敏性、特异性更强,表现为胆管腔内伴有声影的强回声团,其与管壁之间可见明确的分界,而胆管壁完整连续(图 9-9)。

胆管癌在超声内镜下表现为凸向胆管腔内、边界清晰、不均匀低回声影,浸润生长时表现为胆管壁层次破坏(图 9-10)。

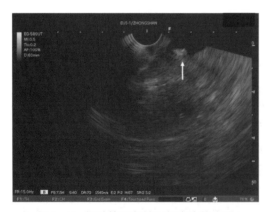

图 9-9　胆总管下段结石超声内镜表现

箭头所示为高回声结石影,可见声影衰减

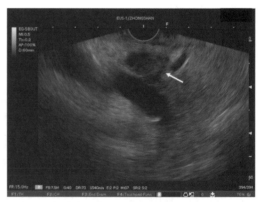

图 9-10　胆总管恶性肿瘤超声内镜表现

箭头所示可见不均匀低回声占位,胆总管下段管腔截断

五、其他腔外病变

超声内镜对上消化道管腔周围的邻近脏器、直肠周围脏器均可进行扫查,如纵隔占位、胸腹盆肿大淋巴结、后腹膜占位、盆腔肿物等,并能进行超声内镜引导下细针穿刺或活检术以获得病理诊断。

第三节　超声内镜介入诊疗

一、超声内镜引导下细针穿刺术

超声内镜引导下细针穿刺抽吸术(EUS‑FNA)是指在超声内镜实时引导下,使用专用穿刺针对消化道壁及周围病灶进行穿刺抽吸以获取组织细胞学诊断的一种技术(图9‑11,图9‑12)。

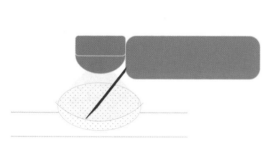

图9‑11　EUS‑FNA 示意图

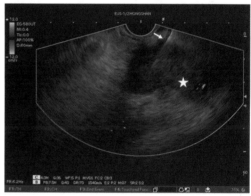

图9‑12　EUS‑FNA 实例

箭头所示处为穿刺针显示的高回声影,星号所示为待穿刺肿瘤

二、超声内镜引导下胰腺假性囊肿穿刺引流术

胰腺假性囊肿常继发于急性和慢性胰腺炎,超声内镜可经消化道管腔进行胰腺假性囊肿的内引流术。操作时,在超声内镜下定位假性囊肿位置,选取紧贴胃壁的无血管区,穿刺入囊肿后置入支架,进行引流(图9‑13)。

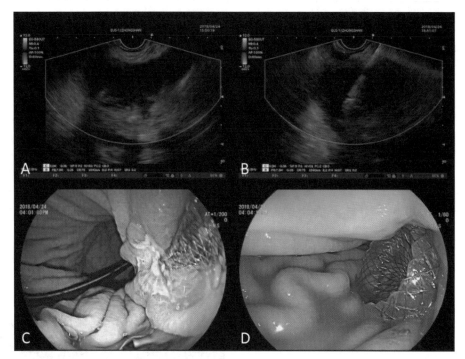

图 9-13 胰腺假性囊肿超声内镜下引流

A. 超声内镜下定位假性囊肿；B. 穿刺入囊肿内；C. 经导丝置入支架；D. 释放支架

三、其他介入诊疗

　　超声内镜引导下的介入诊疗包括超声内镜引导下胆管引流术、超声内镜引导下胃空肠吻合术、超声内镜引导下腹腔神经节阻滞术、超声内镜引导下无水乙醇注射术等，主要用于晚期肿瘤的姑息性治疗，以解决患者消化道梗阻、胆管梗阻、重度癌痛等，这些内容详见第十五章。

（陈天音　张轶群）

第十章

食管胃静脉曲张的内镜治疗

第一节 概 述

肝硬化是一种威胁生命的严重疾病,给个人和公共医疗系统带来巨大的社会经济负担。肝硬化可导致门静脉高压,其主要临床表现包括腹水、食管胃静脉曲张、脾大及脾功能亢进等。食管胃静脉曲张破裂出血是肝硬化最常见和严重的并发症,死亡率高达 40%,再出血率达 60%。血管活性药物和内镜治疗联合可用于控制急性食管静脉曲张出血。在控制急性静脉曲张破裂出血后,通常建议使用内镜治疗和非选择性 β-受体阻滞剂预防静脉曲张再出血。近年来,急性食管静脉曲张破裂出血的死亡率降至 20%。因此,预防首次静脉曲张破裂出血,治疗急性静脉曲张破裂出血,以及预防静脉曲张再出血成为门静脉高压并发症治疗的组成部分。内镜治疗由于其技术简便易开展、疗效确切,是指南推荐的首选措施。

第二节 食管胃静脉曲张的内镜诊断与分类

食管胃静脉的诊断包括 X 线钡餐检查、增强 CT 检查、胃镜检查、胶囊内镜检查等方法,各具特点。增强 CT 或 CT 血管造影结合三维成像可以显示食管胃壁外静脉曲张特征以及门静脉结构;内镜为直接征象,消化道出血 12~24 h 内进行胃镜检查是诊断食管胃静脉曲张破裂出血的可靠方法。内镜下可见曲张静脉活动性出血(如渗血、喷血)或白色血栓头,可同时开展内镜下治疗。

(一)食管静脉曲张内镜下分级

食管静脉曲张可按静脉曲张形态、是否有红色征(red color,RC)及出血危险程度,分为轻、中、重度 3 级(图 10-1)。

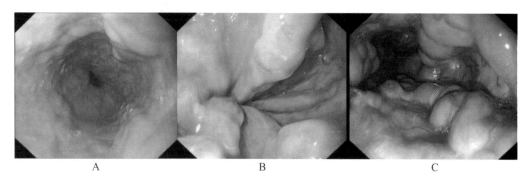

图 10-1　食管静脉曲张内镜下分级与分型
A. 轻度(G1)；B. 中度(G2)；C. 重度(G3)

1. 轻度(G1)　食管静脉曲张，呈直线形或略有迂曲，无红色征。

2. 中度(G2)　食管静脉曲张，呈直线形或略有迂曲，有红色征或食管静脉曲张呈蛇形迂曲隆起但无红色征。

3. 重度(G3)　食管静脉曲张，呈蛇形迂曲隆起，有红色征或食管静脉曲张呈串珠状、结节状或瘤样(不论是否有红色征)。

(二)胃静脉曲张内镜分型

采用 Sarin 分型，根据胃静脉曲张与食管静脉曲张的关系、在胃内的位置和血管来源的解剖学基础对胃静脉曲张进行分型(图 10-2)。

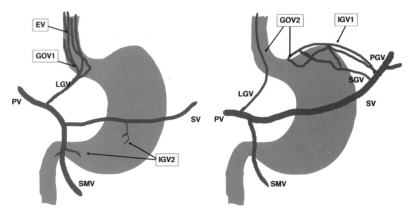

图 10-2　胃静脉曲张分型

EV，食管静脉曲张；PV，门静脉；SMV，上腔静脉；SV，脾静脉；LGV，胃左静脉；PGV，胃后静脉；SGV，胃短静脉

胃静脉曲张是食管静脉曲张的延伸，可分为 2 种类型(图 10-3)。

1. 1 型(GOV1 型)静脉曲张　最常见，表现为连续并沿胃小弯伸展至胃食管交界处以下 2~5 cm，这种静脉曲张较直。

2. 2 型(GOV2 型)静脉曲张　沿胃底大弯延伸，超过胃食管结合部，通常更长、更迂曲或贲门部呈结节样隆起。GOV2 型与 GOV1 型曲张静脉的解剖学基础不同。

GOV1 型通过胃左静脉与门静脉主干沟通,GOV2 型通过胃短静脉或胃后静脉与脾静脉相连。

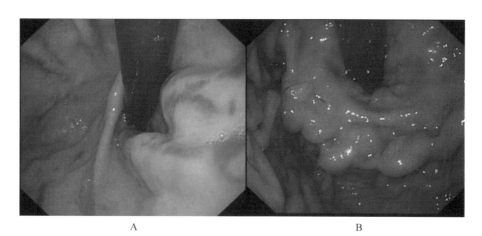

图 10-3 胃底静脉曲张内镜下分级与分型
A. 1 型(GOV1 型);B. 2 型(GOV2 型)

孤立胃静脉曲张(IGV)不伴有食管静脉曲张,可分为 2 种类型。①1 型(IGV1 型):位于胃底,迂曲交织,呈串珠样、瘤样和结节样等(图10-4);②2 型(IGV2 型):罕见,常位于胃体、胃窦或者幽门周围。IGV1 型需排除脾静脉受压或血栓形成。

我国中华医学会指南推荐的分型方法为 LDRf 分型。LDRf 具体描述静脉曲张在消化管道内所在位置(location,L)、直径(diameter,D)与危险因素(risk factor,Rf)的分型记录方法,统一表示方法为:LXx D0.3-5 Rf 0,1,2。

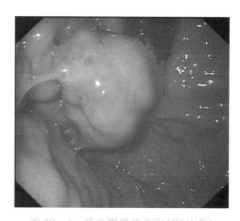

图 10-4 孤立胃静脉曲张(IGV1 型)

LXx:第 1 个 X 为脏器英文名称的首字母,即食管 e(esophageal),胃 g(gastric),十二指肠 d(duodenum),空肠 j(jejunum),回肠 i(ileum),直肠 r(rectum)等。第 2 个 x 是曲张静脉位于该器官的哪一段,以食管为例,上段 s(superior),中段 m(middle),下段 i(inferior),分别记作 Les,Lem,Lei。孤立胃静脉曲张记作 Lg,Lgf 表示曲张静脉位于胃底;Lgb 表示曲张静脉位于胃体;Lga 表示曲张静脉位于胃窦;若食管静脉曲张延伸至胃底则记作 Leg;若曲张静脉为多段,使用相应部位代号联合表示,如食管下段与胃底均存在静脉曲张,但不相同,记录为 Lei,Lgf。D0.3-5:表示所观察到曲张静脉最大直径,按 D+直径数字方法表示,数字节点以内镜下治疗方式选择为依据:D0.3,D1,D1.5,D2.0,D3.0 等。Rf 0,1,2:危险因素表示观察到的曲张静脉出血的风险指数。

静脉曲张破裂出血的相关危险因素:①红色征(RC),包括鞭痕征、血疱征等,提示曲张静脉易于出血;②糜烂,提示曲张静脉表层黏膜受损,是近期出血的征象,需要及时干预;③血栓,无论红色或白色血栓都是即将出血的征象;④活动性出血,内镜下可以看到曲张静脉正在喷血或渗血;⑤以上危险因素均无,但镜下可见新鲜血液并能排除非静脉曲张出血因素。

第三节   食管胃静脉曲张的内镜治疗技术

一、皮圈套扎治疗技术

1. 操作准备 患者采用咽部麻醉、静脉麻醉或者插管麻醉;胃镜检查评估食管胃静脉曲张情况,记录食管、胃、十二指肠其他情况;检查过程中吸净食管胃腔内残留液体,同时结合临床资料做出是否套扎以及如何套扎的决策。退镜后纱布擦净内镜表面,镜身前段可选择涂上硅油;选择6连环或7连环等多环套扎器,并按照要求安装在内镜前段;检查视野大小是否合适,内镜吸引与注气处于工作状态。重新插镜至胃腔,吸净胃腔大部分气体并开始套扎。

2. 操作过程 食管静脉曲张的套扎治疗从食管胃结合部开始,螺旋形向口侧食管移动进行。操作时,选择目标靶血管;按住吸引按钮并保持吸引状态;观察屏幕吸引黏膜血管达到80%以上或者满视野;旋转触发装置开关一圈释放皮圈;短暂暂停后放开吸引并给气,观察套扎环是否满意。重复上述过程完成全部套扎。

3. 注意事项 每根静脉根据需要可套扎多个皮圈,2个套扎皮圈环之间间隔1.5 cm左右,以方便吸引。首次套扎间隔2～4周可行第2次套扎或硬化剂注射治疗,直至静脉曲张消失或基本消失。急诊状态下也可以采用套扎治疗处理胃贲门部静脉曲张出血,可以完全套扎,也可以仅仅针对出血部位的套扎,待病情稳定全面评估之后,重新进行治疗方法的选择。针对出血破口的套扎处理,食管通常在破口下方进行,同时对左右侧进行巩固套扎。胃静脉曲张可以尽可能地选择来源侧血管进行套扎,也可以在破口周围多处套扎。直接针对破口的套扎,至少需要将橡皮圈扎住破口。

二、硬化注射技术

1. 操作准备 患者采用咽部麻醉、静脉麻醉或者插管麻醉;胃镜检查评估食管胃静脉曲张情况,记录食管、胃、十二指肠其他情况;检查过程中吸净食管胃腔内残留液体,同时结合临床资料做出硬化注射治疗的决策。退镜后纱布擦净内镜表面,镜身前段可涂上硅油;内镜前端安装透明帽并固定;检查视野大小是否合适,内镜吸引与注气处于工作状态。准备注射针,21G或23G,注射药物常用聚桂醇10 ml抽入10 ml或者20 ml注射器内备用。重新插镜至胃腔,吸净胃腔大部分气体并开始硬化注射。急诊出血患者或者术前评估拟做硬化治疗患者可在检查前内镜头端加装透明帽，直接进入治疗程序。

2. 操作过程　食管静脉曲张硬化注射治疗自食管下段曲张静脉开始，选择靶血管，透明帽固定，精准刺入血管或可以看到回血，推注硬化剂 2～10 ml 不等，停留 10～15 s 后，助手继续缓慢推注，操作者拔针，并检查注射点是否出血。如有出血可以用透明帽边缘压迫出血注射点直到出血停止。选择其余曲张静脉重复注射。

3. 注意事项　硬化剂为曲张静脉内注射，每次注射 1～4 点。初次注射每条血管（点）以 10 ml 以内为宜，根据注射情况调整用量，一次总量一般不超过 40 ml。硬化注射可能导致食管狭窄，强调血管内注射可减少狭窄的发生。采用透明帽辅助硬化剂注射，一方面可以准确血管内注射，另一方面可以进行注射后压迫，减少注射点出血。针对出血点的注射可以选择食管静脉下方来源血管。粗大静脉曲张出血或者注射点出血控制困难可以增加聚桂醇用量，或者加用少量组织黏合剂封口。

三、组织胶注射技术

1. 操作准备　患者采用咽部麻醉、静脉麻醉或者插管麻醉；胃镜检查评估食管胃静脉曲张情况，记录食管、胃、十二指肠其他情况；检查过程中吸净食管胃腔内残留液体，同时结合临床资料做出组织胶注射治疗决策。准备注射针，21G 或 23G；组织胶为 α-氰基丙烯酸正丁酯或异丁酯，根据注射用量选择 1～5 ml 注射器；"三明治"注射法中常用聚桂醇，或 25% 高渗糖水作为辅助，选择 10 ml 或者 20 ml 注射器备用。

2. 操作过程　组织胶注射用于胃静脉曲张处理或者控制急性胃静脉曲张出血，在曲张静脉内注射，选择"三明治"注射法，采用聚桂醇或 25% 高渗葡萄糖作为介质。选择目标靶血管，注射针刺入靶血管或可以看到回血，助手按照聚桂醇→组织胶→聚桂醇顺序推入，保证组织胶全部进入血管，助手拔出针芯，外套管轻轻压迫注射点数秒，或直至退针无出血。重复周围曲张静脉注射，每次需要更换注射针，注射完毕可以用注射针套管轻轻推压曲张静脉，检查是否变硬。

3. 注意事项　聚桂醇或者高渗糖水也可以预充满注射针管道。胃组织胶注射量每点 0.5～2 ml 不等，总量根据胃曲张静脉的大小和数量进行估计，推荐多点注射，强调完全注射闭塞全部血管。急诊组织胶注射可以完全闭塞全部血管，也可以仅控制出血点，待病情稳定全面评估之后，重新进行治疗方法的选择。重复组织胶治疗预防再出血可根据临床情况在 1～2 个月复查胃镜再治疗。

第四节　围手术期处理

一、术前准备

1. 患者准备　通过病史、体检、实验室检查及超声、增强 CT 或 MRI、测压、内镜等检查全面评估肝硬化、门静脉高压、食管胃静脉曲张情况,包括肝硬化或门静脉高压病因,肝硬化状态(Child-Pugh 分级),门静脉压力(肝静脉压力梯度 HVPG),是否合并大量腹水或者感染,是否合并门静脉血栓,是否合并肝动脉门静脉瘘,是否存在胃肾或脾肾分流,是否合并肝癌及治疗情况。进一步了解当前抗病毒治疗、抗凝治疗、抗感染治疗及降门静脉压力药物治疗等,了解既往出血病史,内镜、介入及手术治疗食管胃静脉曲张病史,明确是预防首次静脉曲张出血、处理急诊出血并预防再出血。禁食,保持空腹状态、生命体征平稳,麻醉评估合适静脉麻醉、插管麻醉或仅咽部麻醉。签署知情同意书并做好患者及其家属解释等工作。

2. 器械准备　内镜检查场地备有氧气,二路吸引器,心率、血压及氧饱和度等监测设备;胃镜除操作外,最好有至少一根胃镜备用;根据操作需要准备一次性耗材,包括 6 连环或者 7 连环套扎器、21G 或 23G 注射针、组织胶、聚桂醇、高渗糖水及透明帽等。由于内镜治疗食管胃静脉曲张操作不确定因素较多,建议操作前多准备一些各类耗材。带注水功能内镜更好,应用 CO_2 给气有利于减轻术后腹胀。

二、术后处理

术后禁食 6 h,以后开放冷流质,逐步过渡到半流质和软食。术后短期应用抑酸治疗,根据操作过程可加用血管活性药物。组织胶治疗术前可根据风险程度预防性应用一次抗生素,如术前未使用,术后对合并大量腹水、注射过程中出血、注射超过 3 点等风险程度应用 1～2 次。

三、并发症及其防治

1. 不适合内镜治疗的情况　下列情况存在内镜治疗相对禁忌证,纠正患者状况后再考虑治疗:①有上消化道内镜检查禁忌;②未纠正的失血性休克;③未控制的肝性脑病,患者不配合;④伴有严重肝肾功能障碍、大量腹水等。

2. 检查过程中发生大出血　内镜检查过程中的并发症和一般内镜检查,尤其注意检查过程中出现静脉曲张破裂出血,胃腔内大量血液,影响检查视野,静脉麻醉患者可能导致误吸,需要急诊止血治疗,或者暂停检查放置三腔管。临时决策需要和麻醉师沟通,必要时急诊气管插管并实施急救措施,维持静脉通畅。

3. 治疗过程中发生活动性出血　食管静脉曲张套扎环脱落出血可以在出血点下方或者周围再套扎,也可以更换硬化剂注射。硬化注射出血可以用透明帽压迫,控制困难可以追加注射,必要时可以用 0.5 ml 组织胶封口。组织胶注射出血可以用注射针套管压迫,并及时更换注射针重复注射。

4. 食管狭窄　一般为硬化剂注射量过多,或者硬化剂注射到血管旁。血管内注射,每点聚桂醇不超过 10 ml。除非急诊情况,食管不注射组织胶,需要用组织胶也是 0.5 ml 封针。

5. 组织胶治疗后排胶溃疡、出血　曲张静脉未完全注射,或者胃壁外存在巨大血管团容易发生。除抑制胃酸、血管活性药物应用外，治疗失败可选择其他治疗，或者内镜下重复注射。

6. 异位栓塞 肺栓塞多见，也可发生脑栓塞、其他部位栓塞。术前增强 CT 检查确认是否存在胃肾或者脾肾等分流。粗大分流、短距离分流组织胶注射容易发生，采用碘油作为介质注射，组织胶量大凝固慢等容易发生。发生异位栓塞及时注意观察生命体征，可以考虑应用抗凝治疗、小剂量激素治疗减轻局部水肿。

四、提高内镜治疗食管胃静脉曲张疗效

(一) 内镜技术选择

《Baveno Ⅵ共识》仍将内镜下套扎治疗作为食管静脉曲张出血的首选治疗方案。比内镜下注射硬化疗法更有效、更安全。套扎治疗开始用于急性出血或预定的一级/二级预防，应每 2~4 周重复一次，直至完全"根除"静脉曲张。在术后 1 个月、6 个月、12 个月和每 12 个月进行一次内镜筛查，以监测复发性高风险静脉曲张。

胃静脉曲张组织胶治疗成为当前推荐的治疗措施，包括 GOV1 型，选择组织胶处理贲门周围血管更优。组织胶治疗强调：血管内注射，完全注射，减少排胶溃疡。针对存在胃肾、脾肾分流的患者，可以选择内镜套扎，金属夹阻断后注射，球囊导管闭塞下逆行性静脉栓塞术(BRTO)辅助注射，超声引导下弹簧圈＋组织胶注射，其他治疗包括介入等。为减少异位栓塞并发症，少量多点注射也是一种方法。

(二) 联合治疗

预防首次食管胃静脉曲张破裂出血，选择内镜治疗一般不建议联合降门静脉压药物。急诊出血内镜治疗可同时联合抗生素、血管活性药物。预防再出血内镜下套扎治疗食管静脉曲张推荐联用非选择性 β 受体阻滞剂，组织胶治疗胃静脉曲张联合用药存在争议，对非选择性 β 受体阻滞剂有反应的患者联合治疗可以更多获益。合并门静脉血栓患者，内镜治疗后推荐联合抗凝治疗。

(三) 异位静脉曲张的处理

异位静脉曲张多发生在十二指肠、直肠等部位。首选介入分流手术(TIPS)，也可采用内镜下套扎、硬化、组织胶等治疗手段。

(四) 特殊状态的静脉曲张处理

1. 合并门静脉血栓的静脉曲张处理 内镜治疗后开始抗凝治疗，采用低分子肝素，以后可以选择华法林或者新型抗凝药物。一般 2 个月复查门静脉血栓情况，评估后继续治疗或者调整方案。

2. 食管胃静脉曲张出血的急诊内镜治疗 推荐入院后 12 h 内尽快安排急诊内镜检查。静脉曲张出血诊断需要行内镜检查确认静脉曲张活动性出血，纤维蛋白凝块(白色血栓头)的存在提示静脉曲张是唯一可能的出血来源。食管静脉曲张套扎治疗(EVL)用于内镜下显示的静脉曲张出血，应由经验丰富的内镜医师立即进行。如果出血源自 GOV2 型或 IGV 型静脉曲张，则优选注射组织黏合剂。推荐的联合血管活性药

物和内镜治疗(加上预防性抗生素)可以在 85%~90% 的病例中成功控制出血 5 天。在此之后,非选择性 β 受体阻滞剂(NSBBs)治疗可以作为二级预防开始。

3. 合并门体分流的胃静脉曲张组织胶治疗　选择介入治疗,避免组织胶治疗导致的异位栓塞;选择胃静脉曲张套扎治疗;选择球囊阻断逆行经静脉闭塞术(BRTO)联合内镜下注射治疗;选择金属夹部分阻断曲张静脉进入和离开胃腔部分,再行组织胶注射;选择超声引导下穿刺置入弹簧圈联合组织胶注射技术。组织胶注射避免以碘油作为介质,选择聚桂醇或者高渗糖水;少量多点注射组织胶,"三明治"注射法治疗后部分介质总量控制在 2.5~3 ml,保证组织胶刚好全部进入血管不再推入过远。粗大短距离门体分流要更多考虑选择方法,细长分流可多考虑注射技术。

结　语

全面评估患者状态以及食管胃静脉曲张情况;针对病因处理,包括抗病毒治疗;针对并发症处理,包括抗凝治疗;合理选择内镜治疗及联合治疗,包括存在肝动脉-门静脉瘘需要联合栓塞堵瘘治疗;治疗后随访和复查,及时追加内镜治疗或更换治疗方案。内镜治疗仅仅是一项技术或措施,对于治疗后反复出血的患者,寻找治疗失败的原因是改善生存的关键。综合病因、体征、门静脉血管超声、门静脉计算机断层摄影动脉造影(CTA)检查、内镜评估、超声胃镜诊断和 HVPG 测定及目前存在的治疗矛盾,多维度评估患者门静脉系统状态及出血风险,考虑患者及其家属意愿,结合目前临床研究最新证据、《临床实践指南》推荐及临床医生处理经验权衡利弊,联合消化科、介入科、普外科、超声科、放射科、病理科及肝外科等多学科专家讨论,遵循指南推荐并联合个体化诊疗原则,为每一位患者提供精准治疗方案。机器人辅助诊疗系统的开发应用是门静脉高压症诊疗的发展方向之一,无论是在诊疗手段的选择或在诊疗技术的应用上,也是提高肝硬化患者生存质量的关键。

(陈世耀　黄晓铨)

第十一章

隧 道 内 镜

第一节 概 述

随着消化内镜技术的飞速发展和广泛运用,其内涵不断丰富,从传统内镜诊断到现代内镜下微创治疗,从腔内治疗到腔外手术——经自然腔道内镜外科手术(NOTES),而隧道内镜(tunnel endoscopy)技术的出现进一步拓宽了消化内镜的运用范畴。为便于人们理解隧道内镜技术,我们提出隧道内镜外科手术(tunnel endoscopic surgery,TES)的新概念,即通过黏膜下打隧道的方式和途径,利用自然腔道壁之间的空间进行内镜下手术治疗。目前,TES已经在贲门失弛缓症、消化道固有肌层来源的黏膜下肿瘤等疾病的治疗中被广泛应用,其近期治疗效果可以与外科手术媲美,同时又具有安全、微创、恢复快和住院时间短等优点。

隧道内镜技术并不单指一种固定的手术术式,更是一种手术思维。它可以应用于消化道肌肉的切开、消化道壁实体肿瘤的挖除,也可以应用于黏膜病灶的剥离,更为 NOTES 技术的实现提供了手术入路。2010 年,我们在国内率先开展了经口内镜下肌切开术(POEM)对贲门失弛缓症的治疗,并在其启发下,在国际上首先提出了黏膜下隧道内镜肿瘤切除术(STER)治疗来源于固有肌层的黏膜下肿瘤。10 年来,我们完成了大量的病例治疗,积累了丰富的临床经验,并改进了手术操作技巧。在此期间,我们还不断尝试将隧道内镜技术应用于更广范围,对隧道内镜技术治疗胃排空障碍类疾病、食管憩室、胸腔腹腔肿瘤等疾病进行了探索。在此,我们将基于经口内镜下肌切开术(POEM)和黏膜下隧道内镜肿瘤切除术(STER)这两项 TES 临床应用的明星技术简述如下。

第二节 隧道内镜外科手术治疗适应证

精准诊断和充分术前准备是保证疗效的关键。POEM 术前通过病程、症状评分、既往治疗情况及多种术前检查(包括高清食管测压、影像学检查和胃镜检查等),完成患者信息登记表,明确贲门失弛缓症的诊断及分级,评估手术的难度及预期效果。而对于消化道黏膜下肿瘤的患者,术前必须通过超声内镜和胸腹部 CT 检查,明确肿瘤来源层次、大小和腔内外肿瘤所占比例等,以评估手术适应证和难度。

POEM 治疗的绝对适应证为确诊原发性贲门失弛缓症并影响生活质量者。其他类型的食管动力性疾病,如弥漫性食管痉挛和"胡桃夹"食管为 POEM 的相对适应证。食管明显扩张,甚至呈乙状结肠型("S"形或"U"形)的患者,既往外科 Heller 和 POEM 手术失败或症状复发者,术前曾接受过其他治疗者(如球囊扩张、肉毒素注射和支架治疗等),可进行 POEM,但手术难度可能较高。

食管中下段和贲门部固有肌层来源的黏膜下肿瘤是 STER 治疗的绝对适应证。而位于食管上段(尤其是距门齿 20 cm 以上)、胃体小弯、胃窦和直肠部位固有肌层来源的黏膜下肿瘤,也可考虑行 STER 治疗,但手术难度较高。由于受黏膜下隧道空间的限制,目前认为可整块切除并能完整移出隧道的肿瘤,其最大横径应在 3.5 cm 以下。肿瘤体积较大、呈不规则生长,或位于困难部位者,手术难度较大,相关并发症的发生率高,应由经验丰富的医生完成。

合并严重凝血功能障碍、严重心肺等器质性疾病等无法耐受手术者,以及黏膜下层严重纤维化而无法成功建立黏膜下隧道者为 TES 手术的相对禁忌证。

第三节 隧道内镜外科手术操作方法及要点

一、麻醉及体位

所有上消化道 TES 患者均行气管插管全身麻醉,左侧卧位。POEM 多采用仰卧位。术前预防性静脉应用抗生素。

二、黏膜层切开

胃镜前端附加透明帽。POEM 常规于胃食管结合部(EGJ)上方 10 cm 处,行食管壁黏膜下注射,纵行切开黏膜层 1.5～2 cm,显露黏膜下层。

STER 开始前需准确定位肿瘤,尤其是对于困难部位的肿瘤,如 EGJ。常规于肿瘤上方约 5 cm 处建立隧道入口(图 11-1)。

三、分离黏膜下层,建立黏膜下隧道

沿管壁黏膜下层自上而下分离,建立黏膜下隧道。POEM 要求隧道直至 EGJ 下方 2～3 cm。STER 则要求剥离黏膜至显露肿瘤并跨过该肿瘤 2 cm,游离肿瘤周围的黏膜层和黏膜下层,形成一个操作空间(图 11-2)。

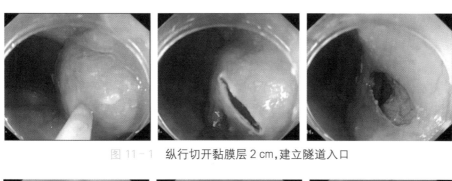

图 11-1　纵行切开黏膜层 2 cm,建立隧道入口

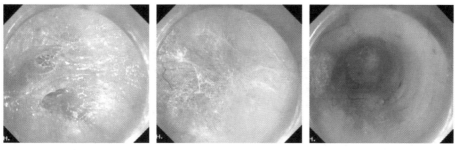

图 11-2　采用 ESD 技术,建立黏膜下隧道直至 EGJ 下方 3 cm

　　操作时尽量靠近肌层行黏膜下层分离,分离中反复进行黏膜下注射,避免损伤黏膜层。分离中镜身退出黏膜下隧道,进入胃腔,倒镜观察胃黏膜颜色改变,可判断分离止点与 EGJ 或肿瘤的距离(图 11-3)。

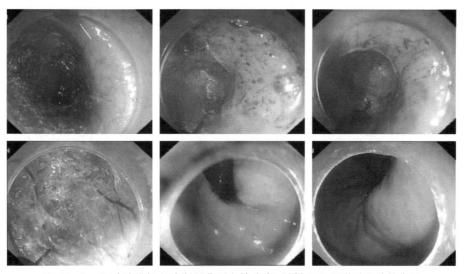

图 11-3　通过黏膜颜色改变和典型血管分布,判断 EGJ 及隧道远端的位置

四、肌切开或挖除肿瘤

　　完全、有效、足够长度的肌切开是保证 POEM 疗效的关键。胃镜直视下从隧道入

口下方 2 cm 处开始,从上而下、由浅而深纵行切开肌束至 EGJ 下方 2 cm 以上。对于创面出血点随时电凝止血,肌切开完成后确认胃镜通过贲门无阻力。为保证手术疗效,肌切开长度常规 8~10 cm,尤其是 EGJ 下方 2 cm 以上;对于以胸痛和食管痉挛为主要表现的Ⅲ型贲门失弛缓症患者,肌切开范围应包括所有异常收缩导致的狭窄环。具体切开长度可通过内镜或测压判断。对于 Heller 或 POEM 术后患者,肌切开部位常规选择原手术区对侧,以避免受到既往手术瘢痕粘连的影响。依据内镜中心 2 000 余例 POEM 手术经验,连同纵行肌在内的全层肌切开可明显缩短手术时间,同时并未增加手术相关并发症。因此,为保证长期疗效,对于症状严重患者,可进行全层肌切开,尤其是 EGJ 上下 5 cm 范围的全层切开(图 11 - 4)。

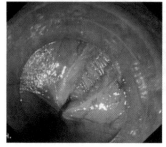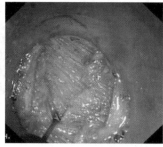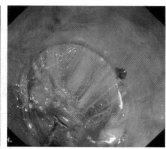

图 11 - 4　从上而下、由浅而深纵行逐层切开环形肌束

黏膜下层隧道创造了足够空间,保证 STER 可在内镜直视下挖除肿瘤。肿瘤挖除时,应沿着瘤体周围的正常肌肉间隙进行,避免损伤肿瘤包膜甚至造成肿瘤残留。挖除过程中,避免损伤黏膜层,必要时可反复进行黏膜下注射,以明确瘤体与黏膜层间的间隙。当瘤体基底完全从固有肌层上分离,而仅有少量与黏膜下层疏松粘连时,可采用圈套器拖拽等钝性分离的方法移除肿瘤,以降低黏膜层损伤的风险。完整切除的病变采用圈套器或网篮从隧道内移除。

五、金属夹关闭黏膜层切口

将黏膜下隧道内和管腔内气液体吸尽,冲洗创面并电凝创面出血点和小血管;多枚金属夹对缝黏膜层切口(图 11 - 5)。

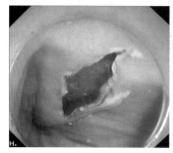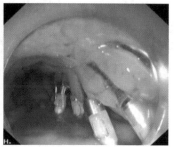

图 11 - 5　采用多枚金属夹缝合隧道入口

第四节　　隧道内镜外科手术并发症

一、黏膜层损伤

对于手术过程中出现的黏膜层损伤甚至穿孔，特别是贲门部位，可在手术完成后于食管腔内采用金属夹夹闭，必要时在胃镜监视下放置胃肠减压管(图 11-6)。

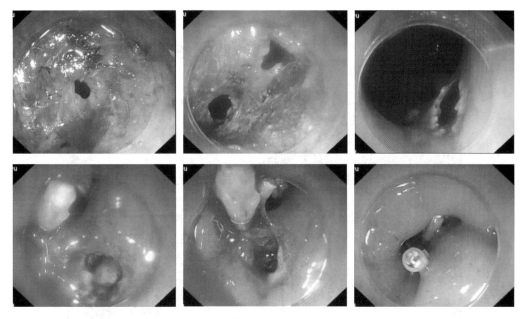

图 11-6　严重纤维化导致贲门部位黏膜穿孔，采用金属夹成功夹闭

二、气体相关并发症

气体相关并发症包括皮下气肿、气胸、气腹和纵隔气肿等，是 TES 术中和术后常见的并发症，往往症状较轻，常无须特殊处理。对于术中、术后发生严重气胸，肺压缩体积超过 30%，影响呼吸时，予胸腔闭式引流。明显气腹者，必要时可用 14G 穿刺针于右下腹麦氏点穿刺放气。建议内镜治疗中使用 CO_2 灌注，可明显降低气体相关并发症的发生率，减轻其严重程度(图 11-7，图 11-8)。

三、胸腔积液

胸腔积液也是胸部 TES 术后常见并发症。对于积液量少、无发热者，一般可自行吸收，无须特殊处理；对于积液量大，影响呼吸、高热者，及时于超声引导下置管引流。

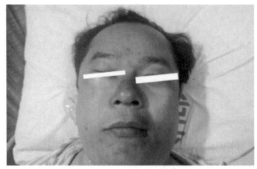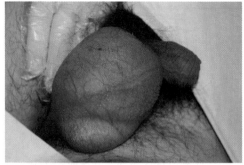

图 11-7　TES 术后皮下气肿及阴囊气肿

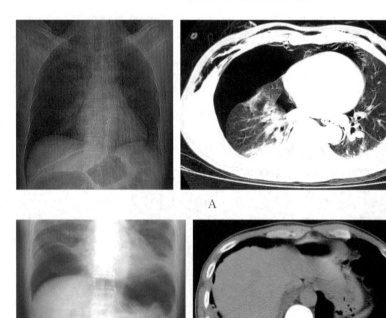

A

B

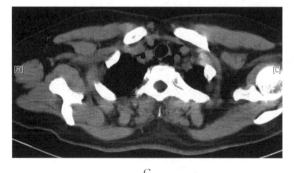

C

图 11-8　TES 术后各类气体相关并发症的 CT 表现

A. 气胸；B. 气腹；C. 皮下、纵隔气肿

四、隧道内出血

TES 术后出血的发生率较低。对于创面出血点术中需及时电凝,彻底止血。术后出现心率增快、血压下降、胸痛进行性加重或呕血黑便,应考虑隧道内出血可能。及时行胃镜探查,将创面及黏膜下隧道内的积血清除,尽可能暴露创面,用热活检钳电凝止血;如不能明确活动性出血点,可用三腔管食管囊压迫止血(图 11 - 9)。

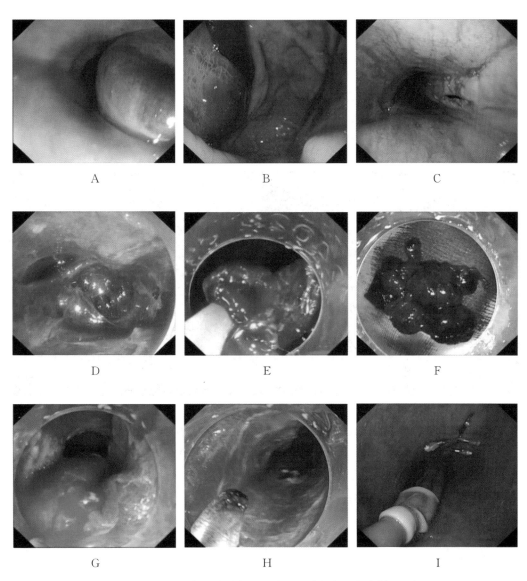

图 11 - 9 TES 术后隧道内迟发性出血的急诊内镜诊断和止血

A、B. 急诊胃镜显示隧道内血肿;C. 移除隧道入口的金属夹;D. 隧道内可见大量凝血块;E、F. 清除积血;G. 创面可见活动性出血点;H. 热活检钳电凝止血;I. 3 天后再出血,三腔管压迫止血

五、感染

感染主要包括黏膜下隧道感染、纵隔感染和肺部感染等,是 TES 术后可能发生的严重并发症。感染发生的原因主要包括:术前食管清洁不充分;术中、术后黏膜下隧道内出血、积液等。因此,术前应充分清洁食管,预防性使用抗生素;气管插管过程中防止误吸;术中创面严密止血,夹闭隧道入口前反复进行无菌生理盐水冲洗,保证黏膜切口夹闭严密确切。术后肺部炎症、节段性肺不张者,加强化痰,静脉应用抗生素。

六、消化道瘘

消化道瘘主要包括食管纵隔瘘和食管胸腔瘘等。保持食管黏膜完整性是预防瘘的关键。术中尽量减少黏膜层损伤,对于出现的损伤尤其是穿孔,采用金属夹夹闭;保证隧道入口夹闭严密。一旦出现瘘,可采用金属夹夹闭、食管覆膜支架和纤维蛋白胶等手段堵塞瘘口;同时行胸腔闭式引流等,保持通畅引流,并给予积极的营养支持(图 11 - 10)。

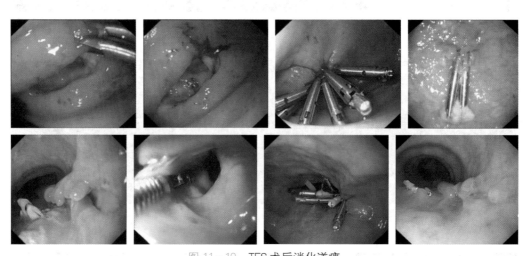

图 11 - 10　TES 术后消化道瘘

隧道入口金属夹脱落导致消化道瘘,金属夹成功夹闭瘘口;2 个月后胃镜显示瘘口已愈合

第五节　隧道内镜外科手术的随访

建立合理的随访制度有助于及时发现复发和远期并发症,评价 TES 治疗的疗效,进一步改进和优化适应证。

POEM 术后疗效评估通常于术后 2～4 周进行,包括主观症状评分、胃镜检查及食管测压检查等。术后复发的早期发现和远期并发症的监测依据定期、规则的症状评估。通常术后每 3 个月至半年通过门诊或电话随访一次,进行症状评分;也可直接通过周期性客观检查来监测术后复发。远期并发症主要为胃食管反流。术后应定期随访,评估有无胃灼热、反酸等反流症状,并行胃镜检查观察有无反流性食管炎发生;必要时可进行 24 h 食管 pH 值监测,进一步确诊胃食管反流。

接受 STER 治疗的患者,推荐于术后第 1、3、6、12 个月分别行内镜检查,观察创面愈合情况。必要时,内镜超声检查病变有无残留或复发。以后每年随访一次,同时术后每年不定期随访腹部超声、胸片及增强 CT 检查,检查有无远处转移。

结　语

TES 作为一种微创治疗手段在消化道病变的治疗中扮演着越来越重要的角色。许多在原有隧道内镜技术基础上的创新层出不穷,用内镜治疗消化道病变的适应证也在不断扩大,显示出 TES 技术治疗消化道病变的广阔前景。目前,大面积食管和直肠黏膜病变可采用隧道技术进行切除,而经黏膜下隧道幽门肌切开术(胃 POEM)近来也被用于难治性胃轻瘫和先天性幽门肥厚的治疗。TES 技术为我们提供了黏膜下隧道这一操作空间,从而保证内镜手术真正由腔内到腔外的不断发展。基于 TES 技术,内镜手术可能突破传统限制,进一步进入消化道管腔外,用于肿瘤分期、腔外探查活检及胃食管反流病内镜治疗等。相信随着 TES 的不断进展,消化内镜必将进入"第三空间"纪元。

(李全林　周平红)

第十二章

小肠镜和胶囊内镜的临床应用

小肠疾病虽然比较少见,但由于其诊断上的困难,一直是临床上的难题。近几年随着胶囊内镜和气囊电子小肠镜的出现,使得小肠检查技术有了突破性的进展,极大提高了小肠疾病的检出率。患者对两种检查手段耐受性良好,安全性值得肯定。胶囊内镜适用于初步检查手段,而气囊小肠镜可进一步确认病变或进行治疗,两者的相互结合将在小肠疾病的诊断和治疗中发挥更大的作用。

第一节 小肠镜检查的适应证、禁忌证和并发症

一、适应证

(1) 原因不明的腹痛、腹泻、呕吐,经 X 线钡餐、胃镜及肠镜检查未能确诊,或可疑小肠疾病。

(2) 原因不明的消化道出血,经胃镜、肠镜检查尚未发现病灶,怀疑有小肠疾病。

(3) 不明原因的贫血、消瘦和发热等,怀疑有小肠良性或恶性肿瘤。

(4) 吸收不良综合征。

(5) 肠结核或克罗恩病。

(6) 手术时协助外科医师进行小肠检查并定位。

(7) 镜下进行息肉摘除术、电凝止血和活组织检查。

(8) 小肠 X 线钡餐、CT 检查、胶囊内镜检查病变和部位不能确定或症状与以上检查诊断不符者。

二、禁忌证

(1) 不配合或精神病患者(采用全身静脉麻醉者例外)。

(2) 消化道急性穿孔。

（3）严重心肺功能不全。

（4）急性胰腺炎、胆管炎，伴全身情况较差者。

（5）急性完全性肠梗阻。

（6）腹腔广泛粘连。

（7）高热、感染、出血倾向和肝肾功能不全未控制者。

（8）脑出血、昏迷和严重高血压心脏病未改善者。

（9）存在其他疾病可能影响检查完成或者风险较大危及生命安全的状态。

三、并发症

（1）穿孔和出血。

（2）消化道黏膜擦伤。

（3）大量注气造成术后腹胀、腹痛（目前，推荐应用 CO_2 给气装置以避免）。

（4）急性胰腺炎。

（5）继发于麻醉操作及其他药物的并发症，如呼吸窘迫、支气管痉挛、吸入性肺炎，其总体发生率较低。

经口小肠镜检查同胃镜检查前准备，因检查时间较长，为防止反流、误吸等情况的发生，一般建议气管插管采用全身麻醉；经肛小肠镜检查的术前准备及麻醉方式同结肠镜检查。小肠镜检查过程中时间较长，易成襻，进镜时必须在明视野状态下进行，遵循"循腔而入"的操作原则，尽量使内镜在保持拉直状态下进行操作。外套管的推拉注意掌握好力度，推进时注意保持内镜相对固定状态。插镜阻力过大，易造成黏膜撕裂，出现并发症，所以在检查过程中插镜要轻柔，尽量少充气，避免肠腔过度伸展；通过变换体位、手掌压腹等拉直镜身；当管腔过度弯曲且无法辨别位置时，在内镜插入或调整角度前为气囊充气并轻轻回拉外套管，减少在肠管内的弯曲，使内镜容易插入；插入外套管时感觉阻力较大，可能由于黏膜嵌入外套管与内镜之间，应避免强行推进；避免在乳头附近为气囊充气，防止损伤肝胰壶腹而引起术后胰腺炎。退镜时采用放松外套管气囊而内镜气囊充气状态下缓慢退镜，吸尽小肠内的气体，减少检查后患者腹胀。需要活检时，因小肠壁较薄，不可太深，以免发生穿孔；疑为血管性病变，禁做活检。

第二节　小肠镜检查的临床诊断

正常小肠黏膜在小肠镜下所见如天鹅绒的绒面，呈粉红色，有时可见数量不等的粟粒状淋巴滤泡。十二指肠、空肠的黏膜表面突出大量密集绒毛，管径较大，环状皱襞粗而密集，局部血供丰富；回肠管径较小，黏膜环状皱襞细而稀疏，局部血供相对较少（图12-1）。在病理情况下，绒毛异常是主要特征，绒毛不同程度的改变对正常黏膜与异常黏膜、良性病变与恶性病变之间的鉴别诊断起重要作用。

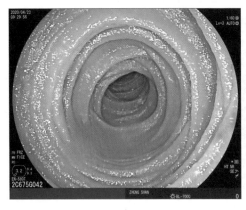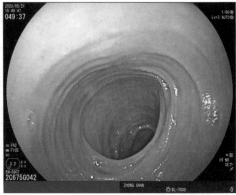

A   B

图 12-1 小肠的黏膜形态

A. 空肠；B. 回肠

一、炎症性病变

炎症性病变可分为感染性和非感染性，如某些细菌、病毒或真菌、寄生虫的感染，感染后吸收不良、克罗恩病、成人乳糜泻、嗜酸性胃肠炎及 Whipple 病等。

（一）非特异性炎症

凡不能用小肠先天性发育不良、特异性病原体感染、血管异常和肿瘤等疾病解释的小肠炎症称为非特异性小肠炎。内镜下表现为黏膜水肿，表面形成各种形态的糜烂灶，浅凹陷表面覆浅黄白苔；环形皱襞变粗；血管纹理模糊，黏液分泌亢进，光泽存在，绒毛变粗、变模糊（图 12-2）。常见原因包括应用非甾体类抗炎药、病毒感染、不当饮食与

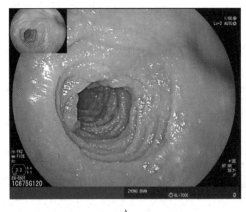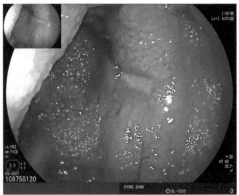

A   B

图 12-2 NSAID 相关溃疡的镜下表现

A. 小肠黏膜通透性改变；B. 溃疡形态各异

应激等。亦可形成非特异性溃疡,多发性或单纯性,临床表现为小肠慢性出血、腹痛及腹泻等,回肠与空肠的发病比例为 2∶1。

(二) 克罗恩病

克罗恩病是一种不明原因的慢性炎症性疾病,可发生于自口腔至肛门的任何部位,病变常呈节段性分布在消化道内,以回肠和右半结肠多见。主要表现为纵行溃疡、裂隙样溃疡、隆起性改变(铺路石样)、炎性息肉、肠腔变形、假憩室、狭窄和瘘管形成等。取病灶处活检,若病理检查提示为非干酪样肉芽肿性炎性改变则为主要诊断依据(图 12 - 3)。

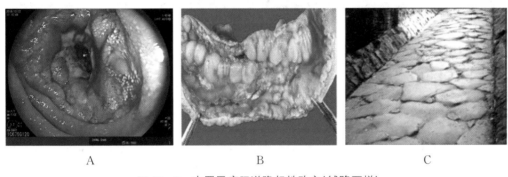

A   B   C

图 12 - 3　克罗恩病肠道隆起性改变(铺路石样)

A. 见纵行或匐行性溃疡,溃疡周围黏膜正常或增生,呈铺路石样;B. 纵横交错深凹陷性溃疡和裂沟,隆起的黏膜周围由溃疡包绕,呈大小不等结节;C. 呈铺路石样

(三) 肠结核

小肠结核中,末端回肠发病较空肠和十二指肠多见,分为溃疡型、增生型和混合型。内镜下表现多样,如散在的大小不一的多发溃疡、多发炎性息肉、多发炎性憩室、溃疡瘢痕以及肠管偏侧或对称性狭窄,最终可导致肠梗阻。

(四) 小肠吸收不良综合征

小肠吸收不良综合征包括乳糜泻、热带口炎性腹泻和 Whipple 病等,多为小肠炎症引起,故以小肠炎性表现多见;少数黏膜充血不明显,黏膜苍白、皱襞低平;结合病理组织学检查是确诊本病的主要手段,如小肠绒毛不同程度的萎缩、变短,甚至消失。

二、血管源性病变

不明原因的消化道出血往往是由小肠出血造成的,国外报道小肠出血以血管病变多见(70%～80%),如小肠血管海绵样变、血管瘤、毛细血管扩张症等,病灶小且平时多无症状,更无法被 X 线钡餐及血管造影等检查发现。小肠镜下小肠血管病变的表现与胃镜、肠镜下的表现基本一致,多见单发或多发的蓝紫色小隆起,或者黏膜毛细血管扩张呈小血管瘤样(图 12 - 4);偶尔发现病灶表面的新鲜渗血,则可确诊,检查同时可进行内镜下止血治疗。

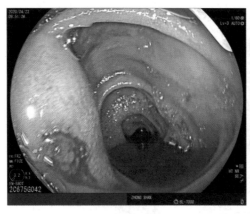
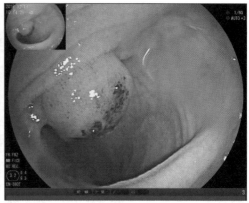

A   B

图 12 - 4 　小肠血管病变

A. 小肠血管畸形；B. 小肠血管瘤

三、肿瘤

小肠肿瘤发生率相对较低，占胃肠道肿瘤的 $1\%\sim3\%$，其中良性肿瘤约占 1/4，但因小肠结构特殊，肿瘤临床表现特征性不强，临床医师对本病的认知度不高，各种针对小肠疾病检查的手段存在缺陷等诸多因素，导致小肠肿瘤诊断率较低。带气囊小肠镜通过经口或与经肛方式相结合可完成全小肠无盲区的检查，由于小肠镜对小肠黏膜的观察更直观、清晰，对可疑部位能反复观察，对可疑病变通过活检可获得病理组织学诊断，使小肠镜成为小肠肿瘤定位、定性诊断的最佳方法。

（一）良性肿瘤

常见的有小肠息肉和黏膜下肿瘤，与胃、结肠肿瘤相似：增生性息肉较小而无蒂；管状腺瘤常有蒂，色红，呈桑葚状；绒毛状腺瘤体积大，呈分叶状。小肠腺瘤以单发隆起为主，好发部位依次为空肠、回肠和十二指肠。如发现多发性隆起伴口唇黏膜黑色素沉积者，应考虑黑斑息肉（Peutz-Jeghers，P-J）综合征的可能。回肠腺瘤与息肉样淋巴滤泡性增生在鉴别上有困难时，可通过染色观察表面腺管开口状态或活检后确定息肉性质，有条件者可以行内镜下治疗。

小肠黏膜下肿瘤包括平滑肌瘤、脂肪瘤、神经纤维瘤及淋巴管瘤等，黏膜表面完整，色泽与黏膜一致，表浅或者表面有溃疡者可通过活检确定。一般超声小肠镜检查可确定病灶大小及来源，部分判断病灶的性质。

（二）恶性肿瘤

小肠恶性肿瘤发病率低的主要原因与小肠蠕动、肠道内容物吸收、黏膜与致癌物质接触时间、肠内细菌数量和肠内 IgA 免疫系统的免疫防御功能有直接关系。小肠恶性肿瘤中以小肠癌最为多见，其次是恶性淋巴瘤和平滑肌肉瘤。

小肠癌的形态诊断参照大肠癌的分类法，分为隆起型、非狭窄型、管外发育型和轮状狭窄型;病变好发于空肠,空肠与回肠的比例为 2∶1。以分化型腺癌为主,肠壁可见菜花样隆起,表面溃疡出血居多,有时可见非溃疡性肠腔环形狭窄;腺瘤癌变呈环堤状增生,中央溃疡,表面不规则隆起。十二指肠乳头癌较为多见,占小肠癌的 45%~50%,常与腺瘤并存,表现为乳头部明显肿大,开口处糜烂、溃疡和肿瘤形成。

平滑肌肉瘤是肠道最常见的恶性软组织肿瘤,好发于回肠和空肠,少见十二指肠。内镜下表现为较大的黏膜下肿块(直径>2 cm),并有增大倾向,表面常有溃疡形成,与非肿瘤性炎症有时难以鉴别,确诊靠病理学检查。

恶性淋巴管瘤多发生于回肠末端;其次是空肠和十二指肠,多数单发,少数多发。内镜下分为隆起型、溃疡型和狭窄型;可表现为多发性溃疡及结节状隆起,狭窄呈偏侧性。

消化道类癌以直肠、回肠多见,依次为空肠和十二指肠;十二指肠类癌多发于十二指肠球部,降部少见。小肠类癌主要位于黏膜下层,病灶较小时不易发现,大的病变与黏膜下肿瘤难以鉴别,生长缓慢,质硬。

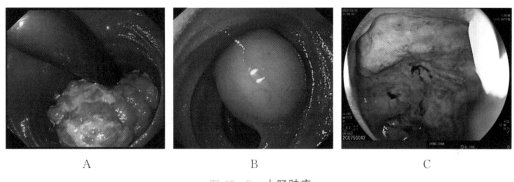

A   B   C

图 12-5 小肠肿瘤

A. 小肠息肉;B. 小肠间质瘤;C. 小肠肿瘤

第三节　胶囊内镜检查

胶囊内镜(capsule endoscopy)最初被称为无线胶囊内镜,其主要特点是可对全胃肠道进行简便快捷、无创、连续的可视性检查(图 12-6)。Given 胶囊内镜自 2001 年问世以来,已成为诊断小肠疾病的重要工具,也使小肠疾病的诊断水平得到较大的提高,开辟了内镜技术医学应用的新领域,且与胃镜和肠镜具有良好的互补性,被称为消化内镜史上的第 4 个里程碑。

一、适应证

(1)不明原因的消化道出血。

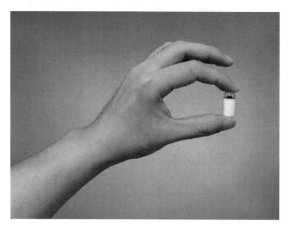

图 12-6　胶囊内镜

（2）无法解释的怀疑为肠源性的腹痛、腹泻。

（3）克罗恩病。

（4）缺铁性贫血。

（5）吸收功能障碍。

（6）肠易激综合征（排除小肠病变）。

（7）小肠肿瘤、息肉。

（8）对以下治疗的监测和指导：急性胃肠道移植物抗宿主病、NSAID 并发症、肠移植、克罗恩病随访。

（9）不明原因的缺铁性贫血。

（10）肠道寄生虫病。

二、禁忌证

（1）胃肠道梗阻。

（2）无手术条件者及拒绝接受任何外科手术者（因为一旦胶囊内镜滞留将无法通过手术取出）。

（3）有严重动力障碍者，包括未经治疗的贲门失弛缓症和胃轻瘫患者（除非用胃镜将胶囊送入十二指肠降部）。

（4）患者体内如有心脏起搏器或已置入其他电子医学仪器，可能引起相互间信号干扰，目前尚需要进一步评估其可行性。

三、并发症

主要并发症为胶囊内镜滞留于狭窄近侧，如小肠克罗恩病、肿瘤，估计胶囊内镜在狭窄近侧的滞留为 5％，而最终需手术者不到 1％。也有的胶囊内镜潴留在食管或胃内,他们都为老年、长期卧床者。胶囊内镜排出延迟或滞留者,可根据滞留位置选择不同的内镜将其取出;极少数患者需行手术切除狭窄段肠段、肿瘤等梗阻部位,并将胶囊内镜一并取出(图12-7)。

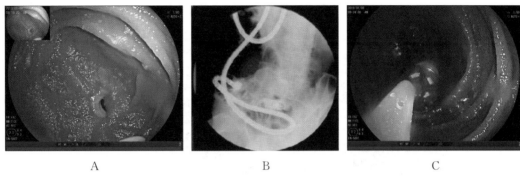

A　　　　　　　　　　B　　　　　　　　　　C

图12-7　小肠狭窄伴胶囊内镜滞留,内镜下取出术

A.小肠狭窄;B.X线透视见胶囊内镜滞留;C.内镜下网篮取出胶囊内镜

四、注意事项

(1)了解病情,核实患者确无检查禁忌证,并签署知情同意书。

(2)术前准备同肠镜检查,术前2 h口服祛泡剂;体毛较多时需备皮,范围从季肋部至耻骨之间。

(3)将数据记录仪和电脑正确连接后,按工作站界面要求录入患者的一般信息,并对记录仪进行初始化。

五、胶囊内镜检查的临床诊断

详见第十二章相关内容。

六、胶囊胃镜

胶囊胃镜全称"遥控胶囊内镜系统",由5个部分组成:定位胶囊内镜、巡航胶囊内镜控制系统、ESNavi软件、便携记录器和胶囊定位器。医生可以通过软件实时精准操控的体外磁场来控制胶囊机器人在胃内的运动,改变胶囊姿态,按照需要的角度对病灶重点拍摄照片,从而达到全面观察胃黏膜并做出诊断的目的。

磁控胶囊胃镜的特点如下:①安全性高,患者只需口服下正常胶囊大小的胃镜即可,基本上不会对食管黏膜造成损伤。②胶囊胃镜避免了麻醉风险,为特殊患者提供了检查的可能性。③初步研究表明,与传统胃镜相比,胶囊胃镜对局灶性病变的确诊率达92%以上,可以成为胃病检查的有效选择(图12-8)。

由于消化道内会存留气泡、黏液、食物残渣等,为了更好地进行消化道的观察,需提前进行充分的胃肠道准备,包括检查当日晨起禁食,检查前口服祛泡剂、祛黏液剂,检查

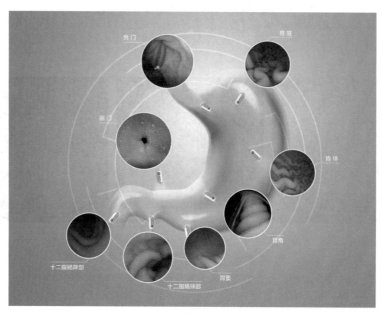

图 12 - 8　胶囊胃镜示意图

过程中适量饮水,以便细致全面地观察。行小肠检查者必要时可使用清肠剂等。当然,如果有吞咽困难或消化道梗阻的患者不推荐胶囊内镜检查。在检查中,如发现可疑病灶,则需要重新行内镜检查,并取活检加以证实。

(马丽黎　朱博群)

第十三章

常见内镜诊疗并发症及其处理方法

消化道病变的内镜下治疗虽然属于微创手术,但仍存在一定的并发症发生率,主要包括出血,穿孔,电凝综合征,气胸、气腹、气肿,胸腔积液,感染,狭窄等。

第一节　　出　血

出血是内镜治疗常见的并发症,包括术中出血和术后迟发性出血。术中出血指术中局部创面需要止血治疗(如电凝或止血夹止血);术后出血指术后 2 周内需急诊留观、住院或干预处理(如再次内镜、血管造影栓塞或外科手术)的出血,多发生在术后 48 h 内。术中出血多为自限性,少量渗血可电凝处理,喷射性出血可使用金属夹止血。内镜下处理出血时,建议选择冲水内镜,内镜头端佩戴透明帽,通过透明帽的压迫和冲水内镜的冲洗,找到出血点,然后采用热活检钳及金属夹进行精准止血(图 13 - 1,图 13 - 2)。

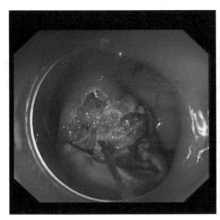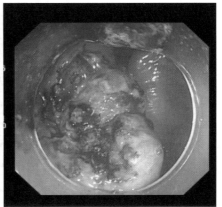

图 13 - 1　肠息肉切除术中出血,电凝止血

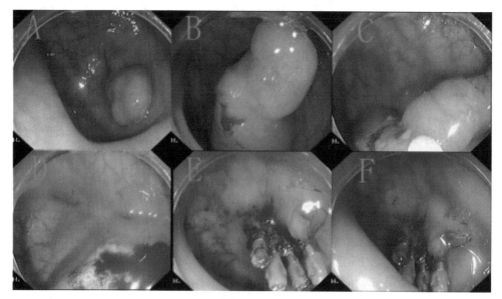

图 13-2　肠息肉 EMR 术中出血,金属夹止血

　　出血的主要原因往往是电凝不足,尤其是蒂部较粗的息肉,由于其中央的血管未得到充分的电凝而引起出血。圈套器收得太快以及机械切割息肉时也会引起出血。但电凝过度,使组织损伤较深,焦痂脱落后形成较深的溃疡也可引起迟发性出血。

第二节　穿　孔

　　术中穿孔多能即刻发现,结合术后腹部平片发现膈下游离气体,或者 CT 检查发现腹腔游离气体、腹膜后气体、手术部分附近腔外气体影等可确诊。防止穿孔发生的关键是电刀剥离时注意手术的层次,且不要过度电凝。视野不清的情况下盲目地电切也是发生穿孔的主要原因。基底部注射后进行高频电切以及分期、分块进行高频电切,可有效预防穿孔的发生。

　　一旦发现穿孔,应根据症状和体征决定处理方案,包括保守治疗、内镜下修补或外科手术治疗。穿孔早期发现后如肠道准备良好、无肠内容物漏入腹腔应立即内镜下夹闭,如创面可有效夹闭且无弥漫性腹膜炎者,可望保守治疗成功。早期内镜修复和使用 CO_2 气体可减少外科手术率。腹膜后穿孔可考虑保守治疗,一旦脓肿形成则应及时引流。临床怀疑穿孔者在影像学确证前即可立即开始经验性治疗,怀疑和确诊穿孔的患者须密切监护生命体征,补液、静脉应用广谱抗生素。外科手术的适应证是内镜修补困难或失败,持续肠内容物漏出所致腹膜炎,一般穿孔超过 4 h 而未行内镜下夹闭处理的患者。肠镜检查是一种有创性的检查,肠镜检查过程中也有发生穿孔的可能性(发生率约为万分之一),一旦发生对医患都造成非常大的影响,我们内镜中心在处理肠镜检查的穿孔方面,总结出一套自己的经验供参考(图 13 - 3)。对于内镜下治疗固有肌层的肿瘤时,所选择的内镜全层切除术(EFTR)是"主动穿孔",不应算作并发症。但不论主动穿孔还是被动穿孔,所采用的内镜下缝合方式是相同的,包括金属夹夹闭,金属夹联合尼龙绳间断缝合,金属夹联合尼龙绳间断缝合等(图 13 - 4,图 13 - 5)。

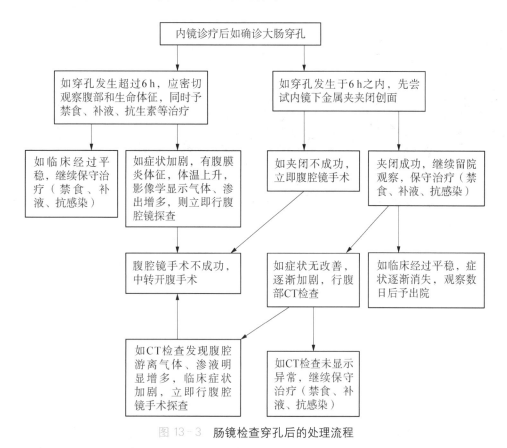

图 13 - 3　肠镜检查穿孔后的处理流程

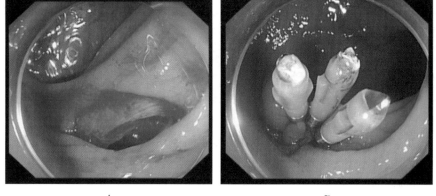

A　　　　　　　　　　　　　　　B

图 13 - 4　肠镜检查穿孔,金属夹夹闭穿孔部位

A. 发现肠穿孔部位;B. 金属夹夹闭

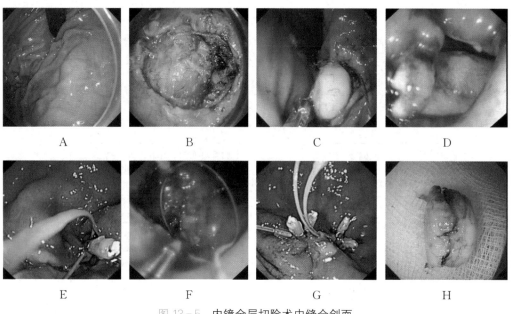

图 13-5　内镜全层切除术中缝合创面

A. 黏膜下肿瘤;B~D. 显露肿瘤并逐渐剥离;E~G. 缝合创面;H. 切除的标本

第三节　电凝综合征

　　电凝综合征又称息肉切除术后综合征或透壁综合征,表现为结肠镜病变高频电切除后出现的局限性腹痛、发热、白细胞计数升高、腹膜炎,而无明显穿孔征象。电凝造成肠壁透壁损伤,引起浆膜层炎症反应,从而导致局限性腹膜炎症状。经肠镜结肠息肉电凝切除术后 6~48 h 出现局限性腹痛、腹部肌紧张及反跳痛等局部腹膜炎体征,腹部 X 线检查排除肠道穿孔,经保守治疗后症状缓解,即可确诊电凝综合征。对于电凝综合征的患者一般采取静脉补液,使用广谱抗生素,禁食直至症状消失,通常能获得良好预后。但注意与迟发性穿孔的鉴别诊断。

第四节　气胸、气腹、气肿

　　术后如有纵隔、皮下气肿及轻度气胸(肺压缩体积<30%),患者呼吸平稳、血氧饱和度>95%,通常不需要特殊处理,气体可以自行吸收;对于肺压缩体积>30%的气胸,可用静脉穿刺导管于锁骨中线与第 2 肋间隙交界处行胸腔穿刺闭式引流;膈下若有少量游离气体、在无明显症状情况下,无须特殊处理,一般气体可自行吸收;如腹胀明显,可行胃肠减压,必要时用 14G 穿刺针行腹腔穿刺放气。

第五节 胸 腔 积 液

隧道内镜术后有时会发生胸腔积液。对于积液量少、无发热者，一般可自行吸收，无须特殊处理；对于积液量较大、影响呼吸、高热者，应尽早在超声引导下行置管引流，同时治疗性应用抗生素。

第六节 感 染

感染主要包括黏膜下隧道感染、纵隔感染和肺部感染，主要是 POEM 术后可能发生的严重并发症。感染原因包括术前食管清洁不充分，术中、术后黏膜下隧道内出血与积液等。因此，术前应充分清洁食管，预防性使用抗生素；气管插管过程中防止误吸；对术中创面进行严密止血，夹闭隧道入口前反复用无菌生理盐水冲洗，确保黏膜切口夹闭严密。对于术后肺部炎症、节段性肺不张者，可加强化痰，并静脉使用抗生素(图 13 - 6)。

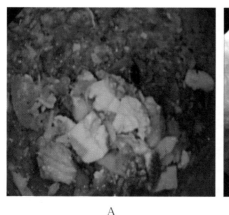
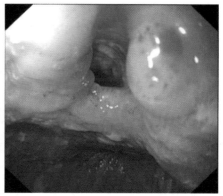

A   B

图 13 - 6 POEM 术后发生的感染和创面不愈合

A. 隧道内残留食物；B. 隧道口未愈合

第七节 狭 窄

狭窄主要发生在食管的内镜治疗术后，尤其是切除范围较大时。目前没有有效的预防方法，可以尝试预防性球囊扩张、临时性覆膜支架和口服激素等。一旦发生狭窄，可以进行球囊扩张，在扩张的过程中有可能发生穿孔和出血(图 13 - 7)。

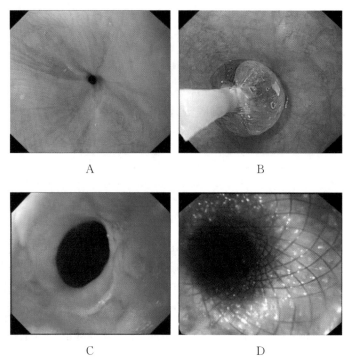

图 13 - 7　食管狭窄后的扩张或支架治疗

A. 食管狭窄；B. 球囊扩张；C. 扩张后的效果；D. 金属支架

（时　强　何梦江）

第十四章

急诊消化内镜

随着内镜技术的飞速发展及广泛开展,内镜检查与治疗经多年临床实践及广泛应用,已证实其有很高的安全性,越来越多的消化道急重症可以通过急诊内镜治疗,替代了部分外科急诊手术。急诊消化内镜手段主要包括急诊胃镜、急诊结肠镜、急诊ERCP。

第一节 急诊胃镜

急诊胃镜是指院内就诊后或住院期间症状出现的24～48 h内所行的胃镜检查。主要适用于上消化道异物、原因不明的上消化道出血及内镜下止血。胃镜下小肠营养管的放置,胃镜下经口肠梗阻导管的放置,胃镜下食管支架的放置,上消化道肿瘤的病理组织获取等内镜诊疗为急诊胃镜的相对适应证,可在完善相关检查和病史收集后行胃镜检查。而严重心肺疾患无法耐受检查者;怀疑出现休克、消化道穿孔等危重患者;严重精神失常不能配合者;口腔咽喉急重症炎症内镜不能插入者;食管及胃腐蚀性炎症患者;明显胸主动脉瘤及脑卒中患者等为急诊胃镜的绝对禁忌证。

一、上消化道异物

上消化道异物是指在因吞服后在上消化道内滞留的各种物体,是临床常见急诊之一。上消化道异物若不及时处理,长时间有可能引起穿孔、大出血、梗阻、休克等严重并发症。食管异物、胃异物、十二指肠异物均是急诊胃镜的绝对适应证,而且对于患者而言,是最微创的治疗手段。及时且有效的急诊胃镜下治疗上消化道异物其成功率可达95%。

消化道异物的主要原因包括:食管癌狭窄患者进食团块状食物;误食鱼刺、鸡骨、竹签、义齿、药片盒、枣核、电池等;犯罪人员为逃避罪责主动吞食异物(包括钢丝、刀、项链、圆珠笔等);医源性异物(如减肥球囊);胃石(图14-1)。术前患者行消化道造影或摄片检查明确存在消化道异物,一旦确诊,力争尽早取出,避免对消化道的持续损害及腐蚀。该操作前必须实施优质的医患沟通,交代操作过程中可能存在:无异物,异物穿

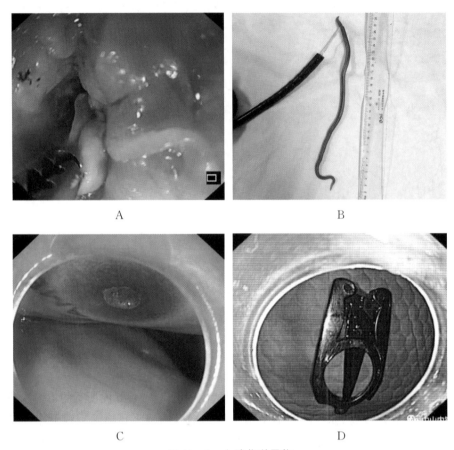

图 14-1　上消化道异物

A. 鱼骨；B. 蛔虫；C. 胃"气球"；D. 内镜下取出的剪刀

出消化道腔内镜下不可见，与大血管等重要脏器结构关系密切无法取出等；消化道出血、穿孔等风险；对于与重要脏器结构关系密切者（如主动脉等）需行心胸外科支持，甚至转移至手术室行异物取出，必要时需转外科手术治疗等。

　　常规口服局部麻醉药达克罗宁胶浆后进行操作，取出方式的选择取决于上消化道异物滞留部位、方式及异物的大小、种类和形状。大多数异物都可用异物钳取出；对于食管上端及尖锐的异物可采用透明帽辅助取出；对于球型异物则采用网篮取出等。术后再次进镜明确异物取尽，无活动性出血，无其他疾病（如肿瘤）等。若出现活动性出血需积极内镜下止血甚至住院观察。术中针对情况不明的异物，需要谨慎操作，切忌野蛮操作造成腔室壁撕裂；对异物的可取性进行冷静判断，及时放弃以寻求其他解决方法并不意味着失败。

二、上消化道出血

　　急性上消化道出血是临床危重症，病死率高，及早确诊和治疗上消化道出血是降低病死率的关键。对于不明原因呕血和黑便的患者,急诊内镜可迅速对病情进行诊疗。如上消化道出血患者以黑便为主,出血量少,可先行保守治疗,并完善相关检查和病史收集后,视病情变化,行胃镜检查。如患者出现短时间内血红蛋白下降幅度大,胃管内引流出鲜血,呕血量较多,心率加快等,在生命体征平稳和抢救措施得当的情况下,立即行急诊内镜诊疗。内镜检查前清理患者口腔,避免影响术者视野,出血量较大、速度过快时可抬高床头提供良好视野,清醒状态进行急诊内镜检查。需注意气道管理防止误息,注意生命体征及患者意识情况。内镜止血成功评判包括内镜下见出血停止,患者血循环纠正,无呕血、黑便等症状,病情平稳,大便潜血阴性等标准。临床工作中常将其分为静脉曲张性消化道出血(variceal upper gastrointestinal bleeding,VUGIB)和非静脉曲张性上消化道出血(non-variceal upper gastrointestinal bleeding,NVUGIB)。

VUGIB 是上消化道出血原因中病死率最高的一种出血,肝硬化门静脉高压患者临床最常见的并发症之一,起病急、病情变化快。首次出血 1 周内病死率可高达 25%～50%,而发生第二次出血后的再出血风险增加 60%,病死率增加 33%。内镜下明确食管胃静脉曲张破裂出血后即根据患者出血部位、出血量大小选择镜下具体治疗方案。一般情况下,食管、贲门静脉曲张破裂出血多选用硬化剂,操作部位均在出血局部或出血所在曲张静脉贲门侧。如食管腔内视野清晰,出血速度较慢及曲张静脉直径在 1.0 cm 左右可选择套扎治疗。胃底静脉曲张破裂出血多选用组织黏合剂。若静脉曲张破裂口较大,在应用硬化剂不能有效止血情况下,可选用组织黏合剂治疗食管静脉曲张破裂出血,采用“三明治”注射法。门静脉压力直接影响了急诊内镜的止血率;患者的一般情况,如年龄、有无合并基础病、肝功能均是影响急诊内镜止血率的常见因素。临床工作中在积极治疗静脉曲张所致的出血同时,更要注意对患者营养状态的改善,促进肝功能恢复,降低门静脉压力等方面综合治疗,从而在根本上提高食管静脉曲张患者的生存率。

NVUGIB 包括消化性溃疡出血、急性胃黏膜病变、消化道肿瘤出血、食管贲门黏膜撕裂、内镜治疗创面出血、血管畸形等,消化性溃疡出血最常见(图 14-2),血管畸形引起的上消化道出血诊断有时比较困难。发病后 7 日再出血率为 13.9%、病死率为 8.6%。内镜检查对于病因的确诊具有重要意义,在疾病的近期出血或活动期出血才易被察觉,故需要在出血后 24 h 内完成急诊内镜检查。通过内镜对食管、胃底、胃体、胃角、胃窦、幽门、十二指肠球部后壁、球后处及降段等部分依次进行观察,当胃内出血积存较多时采用改变体位及吸引等方法观察,内镜观察困难者应停止探查,探查过程中发现出血灶应及时予以止血治疗。不同原因出血止血方法及其效果亦不相同,常用的内镜止血方法包括射频热凝止血、高频电凝止血、氩离子凝固止血、机械止血(如金属钛夹、止血夹、套扎、OTSC 等)、药物局部注射止血及局部药物喷洒联合止血等,促使血液凝固,内镜下即时止血率可达 80%～100%。

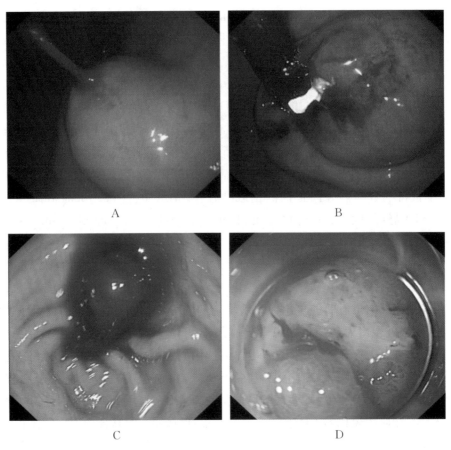

图 14 - 2　非静脉曲张性上消化道出血

A、B. 胃底静脉曲张;C、D. 消化道溃疡出血

第二节　　急诊结肠镜

　　以腹痛、腹胀、便血等相关消化道症状出现 24～48 h 内做的结肠镜检查称为急诊结肠镜检查。既往认为急诊患者往往无法充分进行肠道准备,行结肠镜检查视野可能受限,检查并发穿孔风险大,但近来相关研究指出,急诊结肠镜诊疗对急性下消化道出血、急性结直肠梗阻等下消化道急诊的诊疗逐步显示其优越性,且有较多成功的经验。出血患者在急诊结肠镜检查前应同时补液、复苏治疗,稳定生命体征;梗阻患者应同时行禁食、胃肠减压。条件允许行肠道准备,清洁肠腔,使视野清晰不受限,最大限度地提高病灶检出率。检查过程中应密切注意患者生命体征及腹部体征。若患者难以耐受结肠镜检查或治疗、生命体征不稳定、腹痛明显加重怀疑肠穿孔应立即终止检查或治疗,必要时立即外科手术治疗。

一、下消化道出血

临床上,常见的下消化道出血包括内痔破裂出血、术后吻合口出血、肿瘤出血、内镜治疗后出血(图 14-3)、憩室出血、炎症性肠病出血、畸形血管出血等,应根据出血量的多少和快慢,决定立即行急诊肠镜诊疗,还是完善相关检查和病史收集后,视病情变化行肠镜检查。需要注意的是下消化道大出血者肠道内可能有较多血液积聚、粪便残留,影响内镜检查时的视野。即便如此,医师应争取机会对患者进行急诊结肠镜检查,部分患者因而可以得到及时诊治。主要的止血手段与上消化道出血类似,包括药物喷洒、注射,电凝止血,氩离子凝固术,止血夹,套扎等。

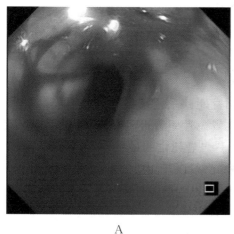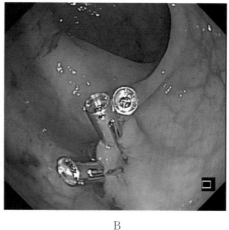

A　　　　　　　　　　　　　　B

图 14-3　肠息肉 EMR 术后

A. 创面出血;B. 金属夹止血,缝合创面

二、下消化道异物

下消化道异物比较少见,如果临床及影像学检查确诊为结直肠异物,可以尝试急诊结肠镜下取出。

三、急性肠梗阻

急性肠梗阻常见病因包括结直肠癌、麻痹性肠梗阻、乙状结肠扭转、粪石梗阻、膈疝、先天性巨结肠等,以恶性肿瘤为多见。通过外科医生会诊后,认为暂不适合做外科手术,或者急诊外科手术需要造瘘的患者,可尝试在急诊肠镜及 X 线透视下,早期放置肠梗阻支架(图 14-4)、肠梗阻导管引流以及时解除梗阻,缓解患者不适症状,改善一般情况、营养状态使其耐受可能需要的后续手术治疗。乙状结肠扭转,对于初次发病或者不能接受外科手术的患者,可以尝试急诊肠镜下复位;对于多次肠镜下复位复发的患者,建议外科手术治疗。

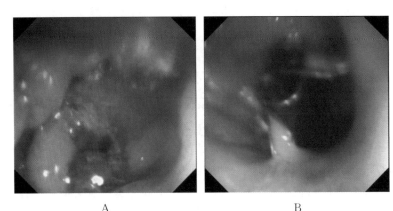

A   B

图 14-4　结肠癌肠梗阻支架置入

A. 结肠癌肠梗阻；B. 肠梗阻支架置入术后解除梗阻

第三节　急诊 ERCP

　　急诊 ERCP 经过 40 年的发展,已成为治疗胆胰系统疾病的主要手段。胆总管结石、良性和恶性狭窄等造成胆汁排出不畅,诱发急性胆管炎、胰腺炎,继发全身细菌感染,发病急、进展快、病情迅速恶化,是胆道外科患者死亡的最重要、最直接原因。急性胰腺炎诊断主要包括腹痛、血淀粉酶及脂肪酶异常,以及相应的影像学表现。在此基础上伴梗阻性黄疸及影像学明确胆总管结石即可诊断为胆源性胰腺炎。急性胆管炎的诊断标准主要包括全身感染表现、胆汁淤积表现及影像学检查结果,临床典型症状包括腹痛、发热、黄疸的"Charcot 三联征",部分患者经短暂保守治疗病情无明显好转或加重,出现休克或精神症状"Reynolds 五联征"。不能忽视的是患者个体差异导致的疾病表现明显不同。急诊的胆管炎患者往往高龄比例高,其对疼痛的表现和对感染的反应均不明显,但病情较重,又因为老年患者体质差,常伴有其他疾病,导致无法进行外科手术或者手术后并发症较多,伤口愈合缓慢,反复感染等。与外科手术相比,内镜下进行简单、快速、有效的胆道引流,具有窗口小、患者恢复快,尤其适用于不能接受外科手术的患者等优势。因此,临床工作中应结合患者个体情况及其临床表现、病史等综合判断病情。对于急性梗阻性化脓性胆管炎、胆源性胰腺炎、梗阻性黄疸等疾病,需尽早干预,解除胆道梗阻,降低胆道压力,缓解炎症,ERCP 是治疗的首选方式。

　　术前根据患者状态、生命体征、术前 2 h 进食情况等综合评估,选择利多卡因胶浆局部麻醉、清醒镇静麻醉或静脉麻醉,术中根据情况应用丁溴东莨菪碱。行 ERCP 检查及治疗时要熟练轻柔,尽量缩短操作时间,以免加重患者病情。结合患者病因及病情选择合适的治疗手段,完成内镜下鼻胆管/支架引流术(ENBD/ERBD),对于结石甚至结石嵌顿的患者根据病情行 EST、电针开窗术、网篮及气囊导管取石术。

　　胆石症导致胆管炎及胰腺炎者,如果患者具有平稳的生命体征,则给予其急诊取石。对于直径<1.0 cm 的结石,乳头括约肌球囊扩张(EPBD)与乳头括约肌切开(EST)

疗效相近,EPBD可以减少出血、穿孔的发生率,且保留乳头括约肌的功能。行EPBD时,需选择大小适宜的柱状球囊进行扩张,扩张直径略大于结石直径即可,以免造成乳头撕裂。对于较大结石,EST常不可避免。值得注意的是,对凝血功能障碍患者术中慎行EST。针对直径>2.0 cm的结石宜用碎石网篮先行碎石,再用普通网篮分次将结石取出,取石时保持镜身与胆管方向一致,避免用力牵拉。如果患者情况较差未取石者,或以胆管引流解除胆道梗阻为目的而不以取石为目的的急诊ERCP,可行ENBD/ERBD解除梗阻、通畅引流(图14-5),对于有结石者可在临床症状有效缓解后给予内镜取石治疗。对于恶性胆道梗阻的患者可以放置金属支架,良性胆道狭窄可进行气囊扩张。如果患者取石失败或无法耐受,则转手术治疗。

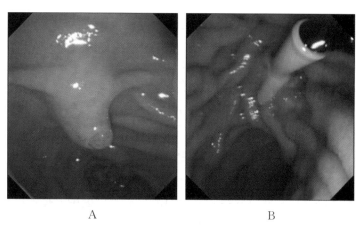

A B

图14-5 ERCP胆道支架置入术

A. 侧视镜下见十二指肠乳头;B. 胆道支架置入术后

ERCP是一种较安全的检查方法,并发症的发生率较低。最常见的并发症为急性胰腺炎,最严重的并发症为胆管或胰腺假性囊肿的化脓性感染,其所导致的败血症可危及生命。术中谨慎操作可大大避免并发症的发生。ERCP检查及治疗后应严密观察患者的病情变化,继续予以积极的综合治疗。

结　语

急诊内镜不仅是消化道疾病的诊断辅助工具,可用于快速明确病灶的发生部位及损伤情况,而且是一种重要的治疗方式。对缩短诊治时间,降低治疗费用,减少外科手术率及并发症发生率,提高预后及生活质量均有重大意义。相信随着内镜下治疗技术的不断发展、相关药物和器械的不断创新研发,内镜治疗将在消化道疾病的急诊治疗中发挥出更大的作用,为人类健康事业做出更大的贡献。

(郜娉婷　林生力)

第十五章

晚期消化道肿瘤的内镜姑息治疗

内镜下手术日益发展,但其功能及范围仍有一定的局限性,且存在手术风险,因此晚期消化道肿瘤一般不采用内镜下的姑息切除,针对晚期消化道肿瘤的内镜姑息治疗技术多为达到引流、改道及止血等目的。

消化道狭窄是临床比较常见的疾病。晚期消化道肿瘤因肿瘤体积巨大占据消化道管腔,常导致恶性狭窄,放疗也可导致放射性炎性狭窄。根据病变部位可分为上消化道狭窄和下消化道狭窄。因肿瘤晚期无法通过手术行根治性切除,随着病程进展而渐进性加重,最终无法进食而危及生命。为解除狭窄导致的梗阻症状可以应用内镜下扩张、放置内支架及放置营养管等治疗方式。

一、上消化道恶性肿瘤伴狭窄

(一) 食管狭窄

1. 食管狭窄的分度与吞咽困难的分级

(1) 食管狭窄的分度:基于治疗内镜学的实际需要,王永光根据进食情况(主观指标)以及残留管腔内镜通过状况(客观指标)对食管腔狭窄程度进行分度(表 15 - 1)。治疗前明确狭窄的程度和类型,有助于选择最佳的内镜治疗方法。

(2) 吞咽困难的分级:1977 年,Stooler 等按症状轻重将吞咽困难分为 5 级。一般来说,食管管腔直径<1 cm 时将出现吞咽固体食物困难的表现。按照上述分级,除 0 级外其他 4 级均有扩张的指征。

1) 0 级:无症状,能进各种食物。

2) 1 级:偶尔发生,能进软食。

3) 2 级:能进半流质饮食。

表 15 - 1　食管狭窄的分度

分度	临床进食	内镜通过狭窄	管腔直径/mm
0	普通食物(+)	普通内镜(+)	>11.0
Ⅰ	固体食物(+)	XQ 型镜(+)	9.0~11.0
Ⅱ	糊状食物(+)	XP 型镜(+)	6.0~9.0
Ⅲ	流体食物(+)	XP 型镜(-)	<6.0
Ⅳ	水(+/-)	Tracer 导线(+)	<1.0

4) 3 级:仅能进流质食物。

5) 4 级:不能进食,水甚或唾液也不能咽下。

2. 食管狭窄的治疗

(1) 扩张术:依据扩张治疗所用器械不同,食管狭窄的扩张方法主要包括探条扩张术和气囊扩张术。

1) 探条扩张术:探条式扩张器可以由金属或聚乙烯等材料制作而成。目前,国内使用较多的是由硅胶制成的 Savary 扩张器,共有外径不同的 6 根探条和 1 根导丝组成,外径分别为 5 mm、7 mm、9 mm、11 mm、13 mm 和 15 mm 等。该扩张器的特点是前端呈锥形,为中空管,可以通过导丝,质软而有韧性,有不透光标志,可以在内镜下和(或)X线引导下进行操作。

操作时胃镜插入食管以了解病变范围,可自活检孔道插入导引钢丝,将导丝前端插入狭窄远端,在 X 线定位下,明确狭窄部位,保留导丝并退出内镜。选择与狭窄部位大小相似的探条,将其沿导丝慢慢推进,直至扩张器体部通过狭窄口,2~3 min 后退出扩张器,依次增加扩张器的直径,使狭窄部位逐渐被扩张至 1.2 cm,胃镜能通过狭窄处即可。一般 2~4 周可重复扩张 1 次。探条扩张术目前已经逐步被气囊扩张术所取代。

2) 气囊扩张术:气囊扩张器有很多种型号,目前主要有 2 种类型。一种是可以通过内镜活检孔的气囊,这种气囊可以通过增加气囊内的压力而改变气囊直径,外径分别有 6~8 mm、8~10 mm、10~12 mm、13~15 mm、15~18 mm 和 18~20 mm 等不同规格,长度为 5~10 cm,可以通过导丝或不能通过导丝。另一种是不能通过内镜活检孔的大气囊,外径有 3 种规格,分别为 3 cm、3.5 cm 和 4 cm。该气囊一般有 3 个刻度,在内镜下可以见到,同时刻度处也有不透 X 线的标志,扩张时使中间的标志位于狭窄处。

经内镜气囊扩张术(TTS ballon dilators):①按常规插入胃镜,胃镜头端置于食管狭窄处上方,将涂布润滑剂的气囊导管从活检孔道插入,在内镜监视下使气囊通过狭窄部位;②气囊充气,通过外接压力泵控制气囊压力(5~15 atm,1 atm = 101 kPa)。根据患者耐受情况持续扩张 30~60 s,放气后休息几分钟,再重复操作,直至注气时阻力明显减小(图 15 - 1,图 15 - 2)。

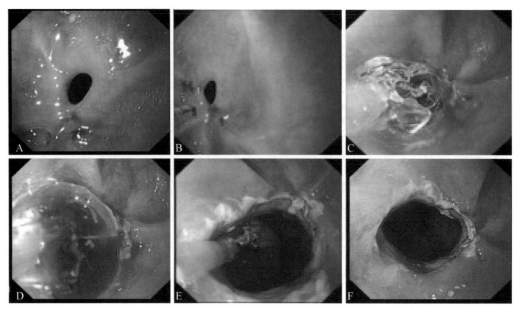

图 15 - 1 经内镜气囊扩张术

A. 内镜直视下可见食管狭窄处;B. 将气囊导管从活检钳道插入;C. 将气囊通过狭窄处,逐渐充气;D. 气囊充气后持续扩张 30～60 s;E. 气囊放气后休息几分钟,再重复操作,直至通过狭窄部位;F. 食管狭窄处明显扩张

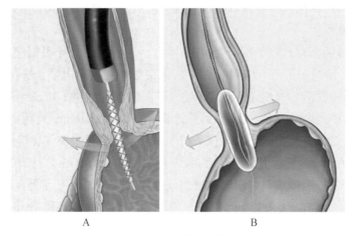

图 15 - 2 经导丝气囊扩张术

A. 插入内镜至狭窄部近端,将导丝通过狭窄部;B. 退出内镜,在 X 线监视下,将气囊正确定位、注气

  经导丝气囊扩张术(OTW technique):①插入内镜至狭窄部近端,在 X 线监视下,将导丝通过狭窄部、退出内镜;②沿导丝将气囊通过狭窄部;③在 X 线监视下,将气囊正确定位、注气,使压力达 6～8 atm,持续 1～1.5 min;④放气后重新充气,可反复操作1～2 次,可见狭窄的"凹腰征"逐渐消失;⑤抽尽气囊中的气体或液体。

  直视下经内镜气囊术因具有安全、可控的特点,已逐渐成为内镜下扩张技术的主流。

（2）支架置入术：金属支架置入术主要适用于食管、贲门部肿瘤所致的狭窄或多发肿瘤所致的狭窄。食管支架品种繁多，选择合适的支架类型至关重要。操作时，首先经胃镜或透视确定狭窄部位和长度，选择适当的支架，支架长度必须超过病灶长度 4 cm以上，如狭窄严重，先用水囊或探条扩张至 10 mm 左右。经活检孔将导丝通过狭窄部，X 线透视下经导丝推入安装系统，支架通过病灶后，使其上、下端均超过病灶 2 cm 以上，支架原位扩张后，退出安装系统；再次插入内镜观察支架安放情况（图 15 - 3）。

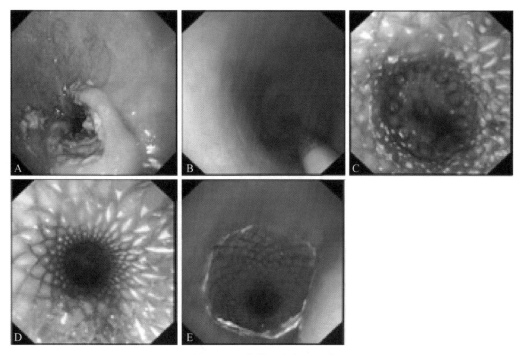

图 15 - 3　内镜下支架置入术

A. 内镜下可见一晚期食管肿瘤所致的食管狭窄；B. 内镜下将导丝通过狭窄部；C. 支架通过病灶后原位扩张；D. 支架中段可见狭窄处扩张，效果明显；E. 支架近端超过病灶 2 cm，安放位置恰当

与扩张技术相比，支架置入后的扩张效果更好，并且维持时间更长。对于以解除梗阻为目的的晚期肿瘤患者，应用金属支架置入术为首选。

（3）鼻胃营养管置入术：内镜下鼻胃营养管置入术适用于晚期肿瘤消化道梗阻不能进食，但是胃肠道消化功能尚存的患者。内镜经鼻孔进入胃内，置入导丝，撤出镜子，沿导丝置入鼻胃营养管，撤出导丝后固定。患者可通过营养管给予营养支持，以维持胃肠道功能的完整，保护胃肠道黏膜功能，提高机体免疫力，符合生理状态、费用低、监护简便，在临床营养支持中占有越来越重要的地位。

（二）胃出口梗阻

胃出口梗阻包括远端胃、十二指肠和近端空肠梗阻，患者多表现为恶心、呕吐、营养不良和脱水。常见的病因包括胃癌、胰腺癌、淋巴瘤、壶腹癌、胆管癌、十二指肠和空肠转移性肿瘤及外压性肿瘤等。处理胃出口梗阻的传统方法是外科短路手术，但由于患者一般情况较差，手术死亡率及并发症发生率高，经内镜扩张及放置金属支架能有效缓解患者的梗阻症状，增加进食，免除各类手术创伤，从而提高生存质量。

1. 球囊扩张术 与食管狭窄操作类似，先进行常规内镜检查找到狭窄口，在 X 线透视辅助下将导丝经内镜插入狭窄远端，沿导丝插入造影管，注入泛影葡胺，观察狭窄病变的部位、形态和长度。以斑马导丝将扩张球囊引入狭窄部，使球囊中部位于狭窄最细处。用压力泵缓慢注入造影剂或无菌生理盐水。根据不同需要使压力保持在 6～8 atm，水囊扩张直径为 12～20 mm，保持扩张 2～5 min，扩张后再插入内镜，确认狭窄部位、长度以及扩张的效果。

2. 支架置入术 胃出口梗阻使用的金属支架可分为进口支架和国产支架 2 种。进口支架多使用 Boston 公司的 Wallstent，直径为 20 mm 或 22 mm，长度为 6～9 cm，输送系统的外径为 10 Fr，长度为 230 mm。国产金属支架直径为 20 mm，长度为 6～10 cm，不经过钳道释放的输送器外径为 6 mm，长度为 140 mm；经过钳道释放的输送器外径为 10 Fr，长度为 190 mm。金属支架的置入一般采用内镜和透视相结合的方法进行。置入方法与食管支架置入方法类似。

现临床多使用更加安全、可控的经钳道释放的金属支架，其效果及有效时间同样比扩张技术要好很多。

3. 空肠营养管置入术 内镜下空肠营养管置入术适用于晚期肿瘤消化道梗阻不能进食，但是肠道消化功能尚存的患者。内镜经鼻孔进入十二指肠降段，置入导丝，撤出镜子，沿导丝置入肠营养管，撤出导丝后固定。其作用与鼻胃营养管类似。

4. 超声引导下进行的胃空肠吻合术 内镜超声引导下进行的胃空肠吻合术（EUS-GJ）建立在原梗阻部位金属支架的基础上，通过支架到达十二指肠水平部，并向近端空肠注入大量造影剂及生理盐水，充盈空肠腔；更换超声胃镜，确定穿刺方位后穿刺入空肠；沿穿刺针置入导丝后，置入针刀行切开扩张，沿导丝置入双蘑菇头支架，确认支架位置并释放；更换超细胃镜经支架可以顺利进入空肠，并进一步应用球囊扩张器辅助支架扩张。这一术式结合了外科手术及内镜下金属支架置入术两者的优点，极大提高了患者的生存质量。

二、下消化道恶性肿瘤伴狭窄

（一）小肠恶性肿瘤伴狭窄

经鼻肠梗阻导管置入术 经鼻肠梗阻导管可直接插入小肠内，对咽下的空气及异常发酵产生的气体、积存和分泌亢进产生的胃液和肠液直接吸引，胃肠道水肿消退明显，肠道功能恢复更快，可及时缓解肠梗阻的症状。在胃镜以及 X 线的辅佐下经过患者的鼻腔和食管将导管置入，然后将导丝插入距导管前端 5 cm 处，将胃镜退出，使用导丝推送导管直至空肠，而后退出导丝，向前气囊注入生理盐水固定导管。随着消化道功能的逐渐恢复,肠道蠕动也开始增加,导管会随肠蠕动向下运动,直至梗阻部位,起到良好的引流作用。

(二)大肠恶性肿瘤伴狭窄

1. 经肛肠梗阻导管置入术　肠镜进至狭窄处近端,经内镜将导丝及造影导管插入,在 X 线透视下将造影导管及导丝通过病变部位,经造影导管注入造影剂,观察狭窄段长度,保留导丝,退出造影导管,经导丝插入肠梗阻导管,直至头端水囊完全通过狭窄处,拔出导丝,向水囊内注入生理盐水固定导管。此方法目前在临床已很少应用,且逐步被金属支架引流所替代。

2. 金属支架置入术　金属支架置入术适用于局部病灶不能切除的原发性、复发性结直肠恶性肿瘤患者,或无法耐受手术的结直肠晚期恶性肿瘤患者;子宫内膜癌、前列腺癌及其他盆腔占位无法手术切除,肿块压迫肠腔或经放疗后的放射性肠炎引起梗阻者;结直肠癌合并肠瘘者;结直肠癌拒绝肠造口,同意或要求支架治疗者。其操作方法与食管支架置入术类似。此方法是目前临床上常用于晚期结直肠肿瘤伴狭窄的姑息性治疗方法。

第二节　晚期消化道肿瘤伴出血的治疗

食管癌、胃癌、胰腺癌及结直肠癌等晚期消化道肿瘤在病情进展中,往往因为瘤体自身血管的生成无法与生长速度相匹配,导致瘤体出现坏死出血或肿瘤直接侵蚀血管而引起出血,可表现为呕血、黑便或便血等。内镜下常用的止血方法包括药物喷洒、局部注射止血、热凝固止血及机械止血等,但一般内镜下止血效果较差,容易复发。

一、药物喷洒止血

药物喷洒法简单易行,仅适用于肿瘤表面的少量渗血,止血效果不稳定,再出血率较高。常用的药物包括去甲肾上腺素、凝血酶、孟氏溶液及巴曲酶等。

二、局部注射止血

局部注射法利用注射针刺入局部黏膜或黏膜下层,注入药物达到止血目的,适用于有血管显露的活动性出血。常见药物包括肾上腺素高渗盐水、硬化剂、黏合剂、巴曲酶及无水乙醇等。

三、热凝固止血

热凝固止血法包括电凝止血术、氩等离子凝固术(APC)、微波止血术、热探头止血术等,适用于肿瘤表面糜烂、溃疡或显露血管的出血。

四、机械止血

机械止血法主要是利用金属止血夹进行止血,是目前较为广泛应用的止血手段之一。利用止血夹闭合时产生的机械力,可以将出血位置与周围组织一并结扎,从而有效地止血和预防再出血。

第三节 晚期消化道肿瘤营养不良的治疗

一、胃造瘘术

经皮内镜下胃造瘘术(PEG)是借助内镜经皮置入人造瘘管至胃内作为胃肠减压的方法,且可以作为肠内营养或替代鼻饲,避免了外科手术。于胃镜下定位穿刺点,通常选择胃体中部,进一步应用牵拉法、推进法或穿刺法置入造瘘管,可根据病情需要留置半年以上。

二、小肠造瘘术

经皮内镜下小肠造瘘术(PEJ)是借助内镜经皮置入人造瘘管至小肠作为肠内营养的方法。在 PEG 的基础上将通过持物钳夹持导丝深插直至置入小肠内,必要时可行造影以观察位置。

第四节 晚期胆胰系统肿瘤的治疗

一、内镜下支架置入术

内镜下胆管(胰管)支架置入术是通过内镜将胆管(胰管)支架放置于胆管(胰管)内,适用于胆胰系统肿瘤引起的恶性胆道(胰管)梗阻患者。其安全可靠,符合生理状态,提高了患者的生存质量。支架类型包括塑料支架及金属支架 2 种。金属支架因其操作简便、扩张性好、直径大及不易阻塞等优点,被广泛应用。

二、超声内镜下治疗

1. 超声胃镜引导下胆道十二指肠会师术 超声胃镜探头置于胃体上部,见扩张的胆总管后,以穿刺针进行穿刺抽吸出胆汁后,造影显示胆总管梗阻段及扩张的胆管;经穿刺针置入导丝后通过十二指肠乳头,留置导丝在十二指肠;更换十二指肠镜,经导丝置入全覆膜金属支架。

2. 超声内镜引导下腹腔神经节阻滞术　针对晚期胰腺癌患者慢性重度癌痛,采用EUS引导下腹腔神经节阻滞术(EUS - CPN)的方法进行治疗。EUS - CPN 通过向腹腔神经节注射化疗药物,使受到侵犯或压迫的神经节溶解或破坏,从而起到缓解疼痛的作用。该方法无传统强镇痛药物的不良反应,疗效可靠,持续时间长,能够显著改善晚期胰腺癌患者的生活质量。

3. 超声内镜引导下无水乙醇注射术　对于孤立性淋巴结肿大,考虑肿瘤转移的患者,可行超声内镜引导下无水乙醇注射术(EUS - FNI)进行治疗。生理盐水灌洗穿刺针后穿入肿块,予无水乙醇灌注后生理盐水冲洗。

4. 超声内镜引导下射频冷冻消融治疗　超声内镜引导下射频冷冻消融治疗(EUS - RFA)主要是指在超声内镜引导下将穿刺针刺入肿瘤病灶,通过穿刺针上的射频发生器产生的热量杀伤肿瘤组织,在治疗不可切除晚期胰腺癌的减瘤以及小的胰腺内分泌肿瘤方面发挥重要的作用。

5. 超声内镜下定向植入放射粒子　粒子植入主要依靠超声内镜下立体定向系统将放射性粒子准确植入瘤体内,通过微型放射源发出持续、短距离的放射线,使肿瘤组织遭受最大限度杀伤,而正常组织不损伤或只有微小损伤。该技术涉及放射源,其核心是放射粒子,在临床应用并不多。现在临床应用的是一种被称为^{125}I(碘- 125)的物质。

(胡健卫　成　婧)

第十六章

消化内镜诊疗与科研

内镜中心作为复旦大学附属中山医院的一张名片，近年来发展迅速。不仅在临床治疗领域，在科研领域，也逐渐开始了收获。先后获得了国家科技进步二等奖、华夏医学科学二等奖、上海市科技进步一等奖等诸多奖项。在科研要求不断提高的背景下，内镜中心作为一个"小"科室，消化内镜作为一个"新"学科，要如何做好科研呢？在此，分享下做科研需要知道的一二事，希望对研究工作有所启发，可以少走弯路。

一、科研工作的重要性

要认识科研的重要性。从大的来讲，医学发现的目的离不开治病，而现代医学不仅是经验科学，更是科学的科学，是一门讲究理性客观，同时又注重实践的学科。医学只有保持探索和不断的疑问才能进步，而当今医学仍有很多新问题等待我们去探索发现。从小的来讲，医院对医生，医学院对学生都有晋升和毕业的要求。从现实来讲，不做科研，恐怕晋升会遇到瓶颈，毕业会遇到难题。另外，科研过程中训练出的缜密思维，将是一生的宝贵财富，将潜移默化地影响你生活、工作的方方面面，使你终身受益。

二、如何做好科研

1. *产生科研想法*　很多研究生抱怨临床工作忙，一天下来累成"狗"，没时间写文章。这里跟大家分享一个小故事。美国总统忙不忙？有一次，手机微信公众号推送了美国总统奥巴马发表的文章，而且还是发表在全球顶级医学期刊 *New Engl J Med*（IF = 70），其中讲述了关于美国医保系统的风险。通读报道后，在 Pubmed 上检索奥巴马（Barack Obama）。令人震惊的是，在其 8 年任期内共检索到 14 篇文章，总统任期内（2008—2017）9 篇，除了上面提到的杂志外，还检索到发表在 *JAMA*，*Science* 的文章，平均 1 年 1 篇大作，这个产出速度，绝对是个高产的"科研工作者"（图 16 - 1）。那么奥巴马的总统工作不忙？或者没你忙吗？我想这都不是的。我想这是大家不注重时间管理的结果。大家反思一下自己是不是每天也会花很多时间去刷"朋友圈""微博""抖音""头条"？其实，"时间是海绵，挤挤总会有的"。作为研究生，大家要合理规划时间，将整

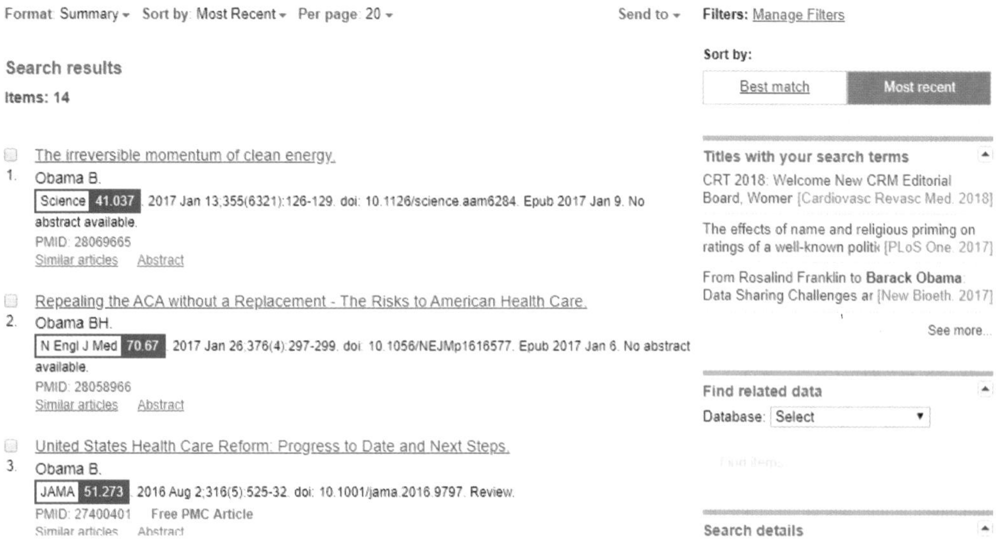

Search results

Items: 14

Sort by:

Best match　Most recent

1. The irreversible momentum of clean energy.
Obama B.
Science 41.037. 2017 Jan 13;355(6321):126-129. doi: 10.1126/science.aam6284. Epub 2017 Jan 9. No abstract available.
PMID: 28069665
Similar articles　Abstract

2. Repealing the ACA without a Replacement - The Risks to American Health Care.
Obama BH.
N Engl J Med 70.67. 2017 Jan 26;376(4):297-299. doi: 10.1056/NEJMp1616577. Epub 2017 Jan 6. No abstract available.
PMID: 28058966
Similar articles　Abstract

3. United States Health Care Reform: Progress to Date and Next Steps.
Obama B.
JAMA 51.273. 2016 Aug 2;316(5):525-32. doi: 10.1001/jama.2016.9797. Review.
PMID: 27400401　Free PMC Article
Similar articles　Abstract

Titles with your search terms

CRT 2018: Welcome New CRM Editorial Board, Womer [Cardiovasc Revasc Med. 2018]

The effects of name and religious priming on ratings of a well-known politi [PLoS One. 2017]

From Rosalind Franklin to Barack Obama: Data Sharing Challenges ar [New Bioeth. 2017]

See more...

Find related data
Database: Select ▾

Search details

图 16-1　美国总统奥巴马 PUBMED 检索结果

块的时间用于阅读文献,多留点时间给科学研究,莫让读研究生的这几年蹉跎。

没有想法(IDEA)是绝大多数研究生,无论基础还是临床研究生最头痛的问题。很多同学抱怨导师没给 IDEA 也不指导,这确实是一个现实问题,也确实个别存在。但是作为一个研究生,要善于发现临床中存在的问题,临床上尚未解决和亟待解决的问题有不少。这里再举个例子,笔者读博士的时候,有个硕士师弟,他每次跟着学习肠镜的时候发现,有的患者清肠不错,有的患者清肠就很差。他就思考为什么肠镜检查时给大家的说明书都一样,会产生不同的结果呢? 后来他发现很多患者对肠镜检查注意事项还是不太理解,而是糊里糊涂地按照自己的理解操作,效果当然不好。为此,他利用微信做了一个公众号,开展前期研究,最后发现通过微信进行指导的患者,清肠效果明显增强。同时,他还在短短数月做了两种清肠方法之间的比较研究,被 SCI 收录了 2 篇高水平论文(图 16-2)。因此,大家要善于思考,善于发现研究中的科学问题。

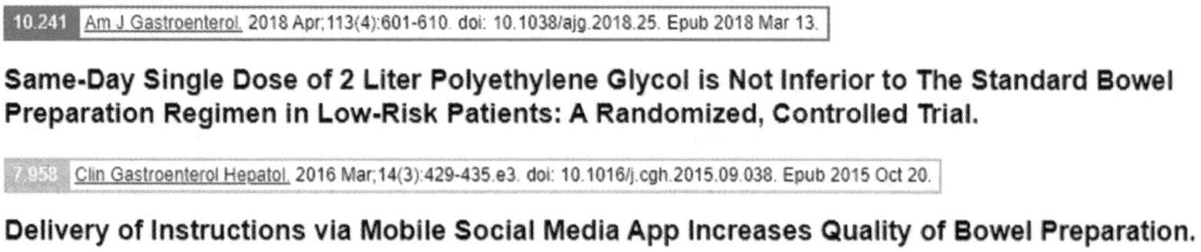

10.241 Am J Gastroenterol. 2018 Apr;113(4):601-610. doi: 10.1038/ajg.2018.25. Epub 2018 Mar 13.

Same-Day Single Dose of 2 Liter Polyethylene Glycol is Not Inferior to The Standard Bowel Preparation Regimen in Low-Risk Patients: A Randomized, Controlled Trial.

7.958 Clin Gastroenterol Hepatol. 2016 Mar;14(3):429-435.e3. doi: 10.1016/j.cgh.2015.09.038. Epub 2015 Oct 20.

Delivery of Instructions via Mobile Social Media App Increases Quality of Bowel Preparation.

图 16-2　小师弟发表的 2 篇论文

2. 设计研究方案　有了想法,如何设计缜密的研究设计和实验方案? 实验研究方案从哪里来? 答案简单,从阅读文献中来。科学研究的过程,从来都是从"仿制"到"超越"的过程。熟悉我们国家高新技术发展的过程不就是这样吗? 从"模仿"再到"超越"。

对于科研新手来讲,学会"照猫画虎"并不是件丢人的事。在此过程中,你会逐渐熟悉科研的流程、思维和步骤。针对一个研究发现,可以广泛阅读文献,将类似的研究文献进行整理,选出3~5篇与自己研究方向最贴近的文章,仔细阅读和分析,吃透吃深,将文章中有用的图表和思路整理出来,逐渐转化为自己的科研思路,然后整理出科研实施方案。这个思路通用于基础研究和临床研究。

在收集文献上,要特别关注2个层次的研究,一个是这个领域"大牛"或者是"顶级"杂志发表的新进展,这可以帮助你了解该领域的最新研究进展和发现,可能为你的研究增加新的方法和方向。但是此类研究的实验方法和技术,有时可能无法获得,即存在研究平台限制的问题。另一个是需要关注本实验室既往发表的与你研究类似的文章,这样,研究中绝大多数的方法、样本、所使用的实验条件、仪器设备你能方便获得。因此,你所需要做的工作就是将上面的研究进行整合,然后得出自己的一套实验设计和方法。

3. 发展良好的人际关系　作为新研究生,实验室高年资的同事们通常会请你做一些实验或帮忙,这是你接触实验的绝佳机会,要把握住机会,不耻下问,虚心请教,将安排的工作做好,这也是快速提高实验技术的有效途径,同时也是获得同事们信任及建立科研合作关系有效方式。当然,需要提醒的是,新研究生们不能只打工,需要适时把握打下手的"度"和方向。因为最终要依靠自己的科研成果答辩毕业,对于有时候明显不合理的要求,需要说"不",当然这里有个技巧问题,同样也将是你人际交往中,需要锻炼的"必修课"。

三、科研工作注意事项

在此跟大家强调科研的严肃性。①一定要讲科研诚信。首先,文章可以不发,千万不要想着造假。如果实验数据造假,后果非常严重,如果投稿阶段被发现,那么可能会上"黑名单"。如果获得学位后,被发现造假,那么所获得的学位会被剥夺。你的导师通常作为通信作者,也会受到影响。因此,一定不要在数据、图片上有"动手脚"的想法。②切莫抄袭别人的研究成果,引用别人的研究成果一定要表明出处。另外,一稿多投也是科研行为不端的表现。有很多研究生临近毕业文章还没有发表,部分研究生会采用一篇文章同时投送多本杂志的情况。试想一下,相关领域的专家就那么几个人,有很大机会会被相同的审稿专家发现,最后造成上"黑名单"、文章无法接受的情况。③其他:将发表的中文文章翻译成英文,或者英文发表文章翻译成中文,这类行为在通常情况下是不被允许的,除非获得发表杂志社的同意。

安排好时间,有了想法,设计好的研究方法,那么就开始你的研究生涯吧,相信通过不懈努力你终会有所成,破茧成蝶。

(胡　皓)

第十七章

人工智能技术在消化内镜中的应用

　　消化道肿瘤发病率高、预后较差,在我国常见肿瘤中,胃癌、食管癌与结直肠癌的发病率和病死率均位列前 5 位,现已成为影响国人健康的重大疾病。研究显示,消化道肿瘤的高病死率与发现时病变已处于晚期密切相关。因此,早诊早治是降低相关病死率的关键环节和有效手段。消化内镜检查是消化道肿瘤诊疗的重要手段。近年来,涌现出了诸如染色内镜、窄带成像内镜、放大内镜及超声内镜等多种新型技术,帮助内镜医生对病灶进行更准确的判断。然而,我国医疗资源分布不均,许多偏远医院无法开展内镜新技术;内镜医生诊疗水平参差不齐,容易出现病灶的漏诊和误判。随着大数据、互联网和信息科技的发展,人工智能(AI)被广泛适用于智慧医疗、智慧教育等领域。其中,基于神经网络的深度学习是当前研究最热门且最具应用前景的领域。深度学习是以数据的原始形态作为算法输入,经过算法层层抽象,将原始数据逐渐抽象为自身任务所需的最终特征表示,最后以特征到任务目标的映射作为结束。深度学习的代表算法即神经网络算法,包括递归神经网络和卷积神经网络(convolution neural network, CNN)。其中 CNN 的最主要特征就是卷积运算操作(convolution operators),这使得它在图像相关任务上表现优异。*Nature Med* 于 2019 年 1 月发表的综述总结了目前已实现的人工智能应用(特别是深度学习)领域,并认为在医学方面,人工智能已经在 3 个不同层面产生影响:对于临床医生来说,可以取得更快速、精准的图像分析;对于卫生系统来说,可以改善工作流程和减少医疗差错;对于患者来说,使他们可以及时处理自己的身体参数从而促进健康。2019 年 1 月,上海市卫生和健康发展研究中心最新发布的《中国人工智能医疗白皮书》中提到了我国医疗领域存在的四大痛点:医疗资源不足、医生培养周期长、医疗成本高以及医生误诊率偏高。而医学影像领域被认为是最有可能率先实现商业化的人工智能医疗领域之一。人工智能可以客观学习大量数据、进行 24 h 无疲劳诊断,并且能处理不同的图像种类,缓解医学影像领域专业医生缺口大、工作负担较重等问题。同时,在计算能力充足的条件下,人工智能可以一次性处理大量的图像数据,进一步减少阅片时间、加快诊断速度。

第一节　人工智能在消化内镜领域中的任务

根据目前相关报道,人工智能技术在消化内镜中的应用可以被细分为以下5类任务。

1. 病灶检出　即在运动的画面中锁定含有可疑病灶的特定画面,这项任务主要是防止医生对病灶(比如肠息肉)的漏诊。

2. 探查病灶　在一幅特定画面中能准确识别判断兴趣区域(region of interest, ROI),即病灶所在的区域。比如,在胃镜图像中判断 Barrett 食管的具体范围,以帮助内镜医师进行精准定位活检。

3. 判断性质　明确病灶部位后,要对病灶的性质进行区分。比如在 Barrett 食管中,AI 技术可以将病灶区分为肿瘤性病灶及非肿瘤性病灶,帮助内镜医师决定治疗方案。

4. 描述轮廓　对病灶边界的判定往往需要依赖染色内镜及放大 NBI。AI 技术能够帮助内镜医师精准判定食管癌及胃癌的边界,有利于下一步治疗方案的拟定。

5. 质量控制　内镜医师的诊疗水平与其年资、操作手法、观察仔细程度密切相关,AI 技术可以帮助内镜医师纠正操作手法,增加清晰退镜时间比例,同时对肠道准备进行客观评分,减少漏诊率。

在实际应用过程中,许多 AI 技术都能同时处理几种任务。比如在锁定病灶的同时,对病灶性质进行判别。也有的 AI 技术其功能超出了以上所述的应用范围,能够处理更为复杂的任务。

第二节　人工智能在消化内镜领域中的应用

一、食管

Barrett 食管是食管腺癌的危险因素之一,但其边界判定和肿瘤性质识别都较为困难。原因可能有:①非经验内镜医师无法区分胃贲门处柱状黏膜和远端食管的化生上皮;②获取的食管活检组织中缺少杯状细胞。Jisu Hong 等对 262 张白光内镜下 Barrett 食管的图像进行了训练学习,其模型对 Barrett 食管肿瘤性质的识别准确率为100%,模型分类的准确性为 80.77%。Mendel 等开发了 Barrett 食管性质判断的深度学习系统,在对 50 例肿瘤性 Barrett 食管及 50 例非肿瘤性 Barrett 食管的判断中,该系统灵敏度达 94%,特异度达 88%。该团队在此基础上将性质判定和描述轮廓功能相结合,开发出新的计算机辅助诊断系统,将肿瘤性 Barrett 食管判定的灵敏度提高到 97%。该人工智能系统对于肿瘤边界的描述与内镜专家有很高的一致性,Dice 系数达到

0.72,优于非专家级内镜医师的判断。De Groof J 等通过对 Barrett 食管的颜色、质地进行分析,同样开发出能同时判断病灶性质及描定病灶边界的计算机辅助诊断系统,对 40 例肿瘤性 Barrett 食管与 20 例非肿瘤性 Barrett 食管患者的白光内镜图片进行检测,其灵敏度为 95％,特异度为 85％,该系统对肿瘤边界的判定也与内镜专家高度重叠。

食管鳞状细胞癌诊断的主要方法为内镜下卢戈碘色素染色,灵敏度＞90％,特异度约为 70％,其假阳性可能与炎性病变有关。近年来放大 NBI 迅速发展,提高了早期食管癌的检出,然而 NBI 技术评价缺乏客观、非人为的界定标准,易受内镜医生经验影响,可能延误患者的诊治,通过结合应用 AI 技术可以较好地进行弥补。Horie 等利用卷积神经网络对 8 428 张高分辨率食管癌图片进行训练学习,对食管癌及非癌组织的区分灵敏度达到 98％,并且能以 98％的精准度区分浅表食管癌与进展期食管癌。Zhao 等分析了 1 383 张高分辨 NBI 放大食管癌病灶图像,开发出通过对不同毛细血管环(intrapapillary capillary loops,IPCL)进行分类以诊断食管鳞癌的 AI 系统。该系统基于双标志的全卷积神经网络(FCN),平均精准度达到 93％,远超一般内镜医师。

二、胃

早期胃癌内镜下的识别主要存在 2 个难点:①性质识别困难,早期胃癌常表现为黏膜轻度隆起凹陷,与炎性病变较难鉴别,极易漏诊;②学会判断病灶浸润深度,以决定早期胃癌患者能否接受内镜下切除手术。AI 在两类问题中均有相关研究。Hirasawa 等利用神经卷积网络系统分析了超过 13 000 张高分辨的胃癌白光、NBI 及染色内镜图像,在后续 2 296 张胃镜图像的测试中灵敏度达到 92.2％,然而该研究同样伴随着大量假阳性结果,阳性预测值仅 30.6％。Kanesaka 等利用 CNN 对放大 NBI 胃癌图像进行分析,精准度能够达到 96％。在病灶边界的判定试验中,该系统与内镜专家的一致性精准度达到(73.8±10.9)％。Lee 等利用基于迭代强化学习的方法,设计出的 ResNet 模型,能够对正常黏膜、良性溃疡和胃癌进行区分,其受试者工作特征曲线(ROC)曲线下面积(AUC)达到了 0.97。Zhu 等设计了能判断胃癌黏膜下浸润深度的 AI 模型,在取阈值为 0.5 时,模型对于胃癌浸润深度的判断精准率为 89.16％,特异度为 95.56％,灵敏度为 76.47％。模型的阳性预测值和阴性预测值分别为 89.66％和 88.97％,ROC 曲线下面积为 0.94(95％ CI,9.90～0.97)。评估模型对 203 处验证集病灶图像的浸润深度诊断仅耗时 36 s。

幽门螺杆菌(helicobacter pylori,Hp)为 I 类致癌源,与胃癌及胃 MALT 淋巴瘤的发生密切相关。Itoh 等开发了能够检测并诊断 Hp 感染相关性胃炎的 AI 技术,对于白光内镜图像识别的灵敏度及特异度均超过 85％。Nakashima 等使用内镜蓝色激光成像(blue-light imaging,BLI)及联动成像(linked color imaging,LCI)模式对这一系统进行优化,灵敏度及特异度提升且超过 96％。

三、结肠

早期发现结直肠病变最有效的手段是肠镜检查。然而,有研究发现在结肠镜检查中包括腺瘤在内的各类息肉的漏检率高达 22%,以右半结肠为甚。一项荟萃(Meta)分析结果显示,右半结肠的每枚腺瘤漏检率高达 16.9%。除了漏检,肠镜下对肠息肉的良性和恶性判断也是一大难点,而这对于后续治疗方案的选择有重要意义。与之对应的是,内镜 AI 在结直肠领域的发展也是最为迅速的,许多 AI 技术已经被报道并接近投入临床使用。2017 年,日本学者 Mori Y 等在巴塞罗那欧洲消化疾病周大会上报道了 AI 技术辅助肠息肉的临床研究结果。通过对 30 000 张内镜亚甲蓝染色图片的分析和训练,共提取到约 300 个特征。通过分析和深度学习,AI 技术对大肠癌变的诊断灵敏度为 94%、特异度为 79%,随后该团队又将内镜下肠息肉实时定位诊断系统与该系统结合,并对相关病例进行报道。Grego 等同样开发了基于深度学习的肠息肉定位系统,该系统纳入 8 641 张肠镜图像作为训练集,并使用另 4 种不同来源肠镜图片集进行验证,达到 96.4% 的精准度,AUC 为 0.991。Wang 等开发了一款实时自动化息肉检出系统,并纳入 1 038 例患者进行前瞻性队列研究,结果显示腺瘤检出率有了明显的提高(29.1% vs. 20.3%,$P<0.001$),对人眼难以识别的微小腺瘤及增生性息肉的检出显著增加。Chen 等开发出基于深度学习技术的计算机智能诊断系统,实现肠镜下对增生性和肿瘤性息肉的鉴别诊断,灵敏度为 96.3%,特异度为 78.1%,其诊断效能优于初级职称内镜医师,与内镜专家相当。Sánchez 等以 Kudo 分型为基础开发出能够鉴别增生性与非增生性息肉的 AI 系统,是第 1 个采用高清晰度白光图像为训练集的 AI 系统。Lui 等设计了能够在肠镜下判断早期肠癌浸润深度的 AI 系统,在白光内镜图像下判断内镜可切除早期癌症的准确度达 85.5%,在放大 NBI 下这一准确度被提高至 94.3%,明显优于初级内镜医师的诊断。在肠息肉识别定位及腺瘤与增生性息肉鉴别方面涌现出了大量 AI 技术,未来有望帮助内镜医师减少漏诊、误诊。

结　语

内镜 AI 技术为我们展现了计算机辅助诊断系统的无穷潜力和发展前景,可以预见未来 AI 技术走入临床,帮助内镜医师实现病灶的探查、性质分类以及边缘勾勒,从而为患者提供更为精准、有针对性的医疗服务。

(朱　亮　诸　炎　付佩尧)

第十八章

胃肠镜培训:模拟机操作

胃肠镜检查的技巧主要取决于临床经验的积累和临床实践。既往的学习方法主要是师带徒的方式,新手在实际临床工作进行胃肠镜操作,容易给患者带来不适的感受,操作时间也较长。内镜模拟机训练,是指应用最新的电子虚拟现实设备,模拟实际胃肠镜操作过程。通过模拟练习,可以在短时间内提高学员的胃肠镜操作水平。一些研究也证实,虚拟技术干预有利于缓解患者胃肠镜检查中的躯体化、焦虑及恐怖等不良心理反应,提高胃肠镜检查质量。胃肠镜模拟虚拟技术具有多种优势,包括在低风险的环境中学习,提高患者安全性以及优化宝贵的内镜检查时间。一项综述总结了 21 项随机对照试验(RCT)研究了模拟虚拟技术作为内镜检查的教学工具。10 个 RCT 在结肠镜检查中研究了模拟虚拟技术,3 个 RCT 研究了乙状结肠镜检查,5 个 RCT 研究了胃镜检查以及 3 个 ERCP 检查。RCT 报道了许多结局,包括结肠镜检查中技术和非技术技能的全面评估以及患者的舒适度。这些 RCT 显示,在学习过程的开始阶段,具有基于虚拟现实模拟学习能力的学员在所有这些领域中都有所提高。虚拟现实模拟被证明是学习过程的重要组成部分。总体而言,鉴于患者安全的重要性日益提高以及内镜检查时间越来越宝贵,虚拟现实内镜模拟正在成为传统学习的必要补充。虚拟胃肠镜技术目前已经被国外应用于专科医师培训,现国内多家教学医院也已开展虚拟胃肠镜教学。

第一节　常见胃肠镜模拟机

一、GI Mentor™

GI Mentor™(Simbionix,美国)(图 18 - 1)采用人体解剖视觉重现和力反馈技术,用于训练上下消化道内镜手术过程的内镜模拟器,提供了包含 120 多个学习任务和虚拟患者案例的全面模块库。模拟器提供了栩栩如生的多种病例,包括八大模块:手眼协调训练模块、上消化道内镜模块、下消化道内镜模块、急性出血模块、乙状结肠镜模块、

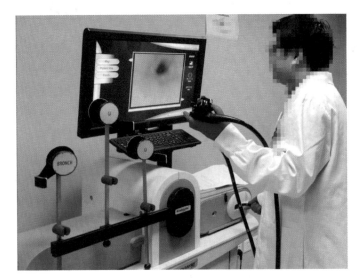

图 18-1　GI Mentor™ 胃肠镜模拟机

经内镜逆行性胰胆管造影(ERCP)术模块及超声内镜(EUS)模块等。除了提供基础胃肠镜操作培训,还包括息肉电切、内镜下止血及静脉曲张内镜下套扎治疗等各种内镜操作。此外,ERCP 模块以及超声内镜(EUS)模块提供了内镜高阶技术操作的培训。使用的镜身是模拟原始结肠镜和十二指肠镜定制,可提供包括触感和各种内镜配件在内的逼真模拟。当配备纤维支气管镜模块时,平台提供了用于训练消化内镜和呼吸内镜的组合系统,是目前市面上模拟内镜比较全面的一款虚拟模拟机。

二、Endosim™

Endosim™(Surgical Science,瑞典)(图 18-2)拥有内镜基础训练、内镜考核训练、内镜治疗训练、胃镜检查术(上消化道)、结肠镜检查术(下消化道)、支气管内镜检查、ERCP、EUS、支气管超声九大模块,可根据需要配备不同的模块。系统配备 3D 视图重现技术,在完成胃镜操作后,可计算观察黏膜的百分比,从而评价胃镜操作的规范性和有效性(图 18-3)。每次训练完毕,机器可提供训练者的绩效反馈和改善建议,并可建立多用户账户,对训练信息进行保存和视频回放,有利于比较学习的效果。

三、EndoVR™

EndoVR™(CAE healthcare,加拿大)(图 18-4)使用精准的触觉技术模拟内镜检查程序,内置软件模块包括上消化道模块包(胃镜检查,ERCP,胃肠道出血)、下消化道模块(乙状结肠镜检查,乙状结肠镜检查补充病例介绍,结肠镜检查介绍)、息肉切除术简介及活检简介等。根据学习者的需求,软件可用于跟踪学员对每个案例的学习时间、熟练程度、灵敏度和并发症的指标,并将学员的结果与教师确定的可接受结果进行比较。软件为学员汇编使用情况摘要,其中包含持续时间、技能指标和案例完成指标。

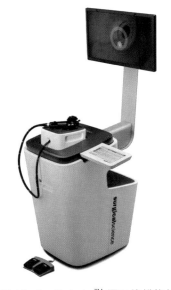

图 18-2 Endosim™ 胃肠镜模拟机

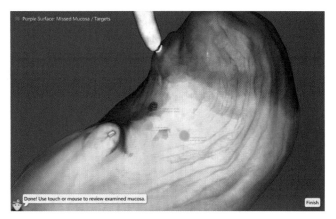

图 18-3 胃镜检查后 3D 重现图

紫色区域为观察盲区,从而判断胃镜检查的完成程度

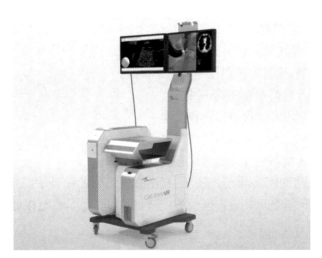

图 18-4 EndoVR™ 胃肠镜模拟机

第二节 胃肠镜模拟机应用实例简介

以 Endosim™ 胃肠镜模拟机为例。

一、胃镜基础技能训练

这组基本任务的目的是让用户熟悉内镜手柄和按钮的不同功能。它们将全部在非现实环境中显示,因为重点不在于检查任何黏膜,而是学习技术。提高手眼协调能力,掌握基本的胃镜操作能力,提高 3D 认知感觉。

学习目标如下:

（1）内镜操作:学习如何旋转内镜。

（2）按钮操作:习惯点击模拟机胃镜上的不同按钮(请注意,它们的功能可能和真正的内镜有所不同)。

（3）旋钮操作:学习如何使用内镜的角度控制(上/下和左/右)。

（4）导航技术:学习如何结合插入和角度控制,找到置入腔内的目标;学习向后弯曲。

二、胃镜检查训练

学习如何安全地将胃镜通过消化道至十二指肠,如何正确检查黏膜、向后弯曲以覆盖所有区域,以及使用活检钳通过工作通道进行活检。

学习目标如下:

（1）提高手眼协调能力。

（2）掌握基本的胃镜操作能力。

（3）提高 3D 认知感觉。

（4）实施全面、系统的胃镜检查。

（5）熟悉胃解剖,按名称识别胃的不同部位。

（6）按步骤进行胃的检查,取图并描述。

（7）客观评价学习者的胃镜检查技能水平。

(一)胃镜探测

（1）将插管推入模拟装置开始胃镜检查。

（2）当到达会厌部时,非常轻地按压,直至感觉到患者吞咽,然后让胃镜镜滑入。

（3）红色目标区将显示并应进行探测:轻轻地送进探头,直至接触到目标黏膜,如同您定位活检钳一样。

（4）成功的探测将使目标区变绿。

（5）推进直达十二指肠并可视化乳头,然后缩回并检查黏膜,直到确信已经完成该区域并找到所有目标。

（6）练习结束后,将出现胃肠道的外视图,显示已检查/未检查的区域,可以在此处旋转和缩放以评估您的表现,包括目标覆盖范围。

(二)拍照

（1）模拟机随机出现红色目标区域将会出现并应拍照。

（2）导航以尽可能靠近目标区域,然后使用摄像机按钮拍照。

（3）推进直达十二指肠并可视化乳头,然后缩回并检查黏膜,直到确信已经完成该区域并找到所有目标拍照。

（4）练习结束后，将出现胃肠道的外视图，显示已检查/未检查的区域。您可以在此处旋转和缩放以评估您的表现，包括目标覆盖范围并拍照。

（三）活检

（1）在此练习中，将会出现应进行活检的红色目标。活检工具会在您进入食管时第一次被激活：经过贲门时它会稍微弹出-拉回工具线将它缩回。

（2）红色目标区将会出现并应进行活检：轻轻地送进活检钳，直至您接触到目标黏膜，然后使用工具手柄进行活检。

（3）推进直达十二指肠并可视化乳头，然后缩回并检查黏膜，直到您确信已经完成该区域并找到所有目标并活检（图 18 - 5）。

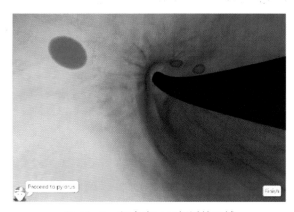

图 18 - 5　红点表示目标活检区域

三、胃镜下常见治疗训练

治疗干预是内镜检查的核心部分。内镜中的工具通道可用于许多不同的治疗方法。例如，注射硬化剂（如乙醇胺或无水乙醇）导致结瘢和静脉曲张的收缩从而使它们消失，或使用圈套器电切息肉等。

（一）息肉电切

（1）接近息肉并尝试将圈套器放在其周围。

（2）成功地将圈套器放在息肉周围后，完全收缩圈套器。

（3）出现提示时，按任何按钮烧灼息肉并将它从腔壁分离。

（4）一个新的息肉将会出现，继续练习直到成功去除所有息肉（图 18 - 6）。

（二）注射硬化剂止血

（1）从导航至第一个目标开始，该目标在腔壁上以黄色圆圈表示。

（2）屏幕顶部的黄色箭头将引导用户至该目标。

（3）一旦到达目标，将针插入标记的组织。

（4）如果用户以锐角 30°～45°插入针将可获得更好的结果。

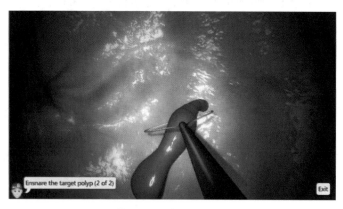

图 18 - 6　圈套器正在尝试内镜下切除息肉

（5）按任何按钮开始注射。出现提示时，释放按钮并从组织中取出针。

（6）等待几秒让下一个目标出现，直至所有的目标都已完成注射。

第三节　胃肠镜模拟机应用于专科医师培训的实证研究

复旦大学附属中山医院内镜中心、中山医院临床技能中心自 2018 年开始受国家考试中心委托牵头实施《胃镜模拟虚拟技术在专科医师临床实践技能考试中的实证研究》。目前，已经开展 2 年。2018 年共 3 家单位参加，2019 年扩充到 6 家单位参加。

以 2018 年的研究为例：2018 年 6 月，于复旦大学附属中山医院、同济大学附属同济医院、中南大学附属湘雅医院这全国三家大型三甲教学医院中，选取各中心专科医师中胃镜检查零基础 10 名、一般基础 10 名（胃镜检查数＜500 例）和基础较好（胃镜检查数≥500 例）10 名，三家医院共 90 名学员参加本次实证研究，系统培训后，于 2018 年 9 月统一参加实证研究考试。男性学员 44 名（48.9%），女性学员 46 名（51.1%）。本科生 50 名（55.6%），硕士生 25 名（27.8%），博士生 15 名（16.7%）。住院医师 42 名（46.7%），主治医师 39 名（43.3%），副主任医师 9 名（10%）。

考试分分为 2 个部分：基础操作（40 分）和完整胃镜操作（60 分）。分析考试结果发现，考核试题的难易度为中等偏易，区分度较好。考核总分按学历和职称分组，有统计学差异（P 分别为 0.01，0.045）。按培训前基础分组，无统计学差异。第二部分为胃镜操作，将学员按培训前基础分组，操作前准备、操作后处置、回答问题 3 项并无统计学差异，而操作过程 1 项，基础低、中、高 3 组学员有显著统计学差异（$P = 0.022$），中位成绩分别为零基础 33 分［30.5，36.5］、一般基础 34 分［32，36］、基础较好 37 分［35，37.5］。将学员按职称分组，操作前准备、操作后处置、回答问题无统计学差异。其中操作过程，住院医师、主治医师及副主任医师学员有显著统计学差异（$P = 0.001$），中位成绩分别为住院医师 33 分[30.5，35.0]、主治医师 36 分[34.0，37.5]、副主任医师 37 分[37，37.5]。

通过短期培训后，培训前无论学员处于哪个基础水平，考分并无显著统计学差异，显示培训效果良好。统计分析发现，不同学历、不同职称学员的总分存在统计学差异；对数据进行进一步的细分发现，不同学历、不同职称学员的差异来自第二部分的胃镜操作，统计学差异不受操作前准备、操作后处置以及回答问题等 3 部分影响，仅受操作过程影响。充分说明，评分标准有较好的区分度，即无论学员基础如何，在胃镜相关知识方面通过培训有很好的提高，与其他学员无统计学差异；但胃镜操作的提升需要长期积累和练习，符合临床实际。

该研究将进一步完善并扩大研究范围，为将来虚拟胃肠镜技术应用到专科医师培训考核提供依据。

结　语

虚拟胃肠镜技术应用于临床专科医师的培养是未来的趋势，期待将来在胃肠镜培训以及专科医师考核过程中，引入虚拟胃肠镜项目，真正服务临床与教学，改变传统教学培训及考核考评方式，成为未来医学教育的主流。

（蔡明琰）

第十九章

中山内镜的崛起与发展

复旦大学附属中山医院的内镜治疗始于 20 世纪 50 年代,1956 年 8 月李宗明教授用德国产半曲式胃镜进行了国内较早的胃镜检查。到 1992 年,在前任主任姚礼庆教授的努力下内镜中心正式成立,内镜中心的工作从此全面展开并迅猛发展。

一、立足临床,不断创新

内镜中心现有床位 37 张,年诊疗人数和出院人数为国内相关领域年诊疗人数最多的医疗单位之一,2019 年内镜中心共完成内镜诊疗 13.9 万人次,门诊量 5 万余人次,出院人数 5 000 人次。诊治患者中涵盖绝大部分可接受内镜治疗的消化道病种,其中以治疗早期消化道癌、消化道黏膜下肿瘤、贲门失弛缓症和急性肠梗阻为专长,内镜中心在国内和国际上首创或率先开展多项新技术,具体如下。

1. 内镜黏膜下剥离术(ESD) 内镜中心自 2006 年 7 月起率先在国内开展 ESD 治疗早期消化道癌,完成病例数均为国内最多。基于这些病例基础,我们在国际上率先对 ESD 治疗早期消化道癌的长期疗效进行评估,建立相应预测体系,相应成果发表于 *Surg Endosc*,*Ann Surg* 等杂志,并从中总结出包括手术适应证、手术技术、围手术期处理等一套适合中国国情的技术标准,并牵头制订了国内首部《消化道黏膜病变内镜黏膜下剥离术治疗专家共识》。在原有的 ESD 基础上,我们也在国际上首创多种手术方式和技术,如"附带注水功能海博刀"技术辅助 ESD 治疗早期消化道癌、"体外牵引"技术辅助 ESD 治疗早期消化道癌等,这些技术在优化手术流程、降低并发症、提高疗效方面有较好的临床意义。此外,我们还在国际上率先建立上早期消化道癌 ESD 切除术后并发症预测体系,并制订个体化防治策略,相应成果也在美国消化疾病周、欧洲消化疾病周等世界消化内镜大会上做了主题演讲。

2. 内镜黏膜下挖除术(ESE) 该技术为内镜中心于 2007 年率先开展的治疗消化道黏膜下肿瘤的内镜治疗新技术,并在国际上率先将 ESE 用于传统外科手术处理困难、内镜操作难度高的咽部黏膜下肿瘤的切除,成果发表于 2016 年消化领域顶级期刊 *Gastroenterology*(IF = 18.187)。

3. 内镜下全层切除术（endoscopic full-thickness resection，EFR）　内镜中心于 2009 年国际首创无腹腔镜辅助技术 EFR，成功实现深部和腔外生长的上消化道黏膜下肿瘤的完整切除，进一步扩大了内镜治疗的适应证。截至 2019 年 12 月，内镜中心共完成 EFR 治疗上消化道黏膜下肿瘤 1 000 例，完整切除率高达 92.1%，术后胸腹腔感染率仅为 1.5%。随着 EFR 技术的推广，业已得到国际公认，2017 年被 ASGE 制订的《消化道黏膜下肿瘤内镜诊疗指南》推荐。

4. 黏膜下隧道内镜肿瘤切除术（STER）　该技术由内镜中心于 2011 年国际首创，率先制订 STER 手术的标准化流程，建立 STER 治疗绝对适应证。目前，STER 技术已获国际认可，被 2017 年 ASGE《消化道黏膜下肿瘤内镜诊疗指南》推荐为符合适应证上消化道黏膜下肿瘤的治疗首选。作为 STER 手术发明者和全球开展例数最多的内镜中心，内镜中心率先对 STER 并发症及中长期疗效进行系统评价，相关成果 2017 年发表于 *Ann Surg*。

5. 经口内镜下肌切开术（POEM）　治疗贲门失弛缓症，2010 年 8 月国际同期、国内最早开展 POEM，成为世界首批开展 POEM 治疗单位，国际首创多种手术方式和技术，优化 POEM 流程具体内容包括：①首创"后壁切开"和"全层肌切开"技术，明显缩短手术时间；②率先应用附带注水功能海博刀辅助 POEM 技术；③首创"推-拉镜身技术"（pull and push technique）进行肌切开，简化手术流程，降低学习曲线，被 ESGE 主席 Horst Neuhaus 命名为"POEM Zhou's procedure"；将 POEM 适应证由传统 30% 拓宽至 95%。内镜中心于 2012 年 8 月牵头制订了国际首部《经口内镜下肌切开术治疗贲门失弛缓症专家共识意见》。该共识是国内唯一的 POEM 治疗规范，并成为 ASGE 制订《POEM 治疗白皮书（2014）》和《POEM 治疗指南（2016）》的重要依据。

6. 其他　内镜微创治疗消化道相关疾病不仅可以达到与外科手术同等的疗效，而且不改变消化道的正常生理结构，具有创伤小、并发症少、疗效好及恢复快等优点；与当前国内外同类研究、同类技术综合比较具有明显优势，中长期疗效显著，并发症发生率低，达到国际领先水平。内镜微创更易为患者接受，明显缩短住院时间和节约医疗费用，减轻患者疾病负担和经济负担；同时释放更多医疗资源，提高医疗卫生服务效率，促进健康中国的长足发展。

二、规范流程，推广技术

在消化道肿瘤（早期癌症和黏膜下肿瘤）的内镜微创治疗方面，内镜中心在国内、国际上率先开展多种技术，对现有术式进行改良，以降低内镜治疗中的出血和穿孔等并发症的发生率，提高手术的安全性，进一步提高病灶的切除率，提高内镜微创手术的疗效，提高 5 年生存率，降低复发率等。同时进行围手术期处理的经验总结，制订相应的治疗规范。技术定型后，通过学术会议、操作演示、培训班及出版物等形式在国内外广泛推广，使新技术惠及更多的人群。

内镜中心自开展早期消化道癌的 ESD 治疗以来，总结了包括手术适应证、手术技术、围手术期处理等一套适合中国国情的技术标准,该标准被纳入《消化道黏膜病变内镜黏膜下剥离术治疗专家共识》。依托该共识,内镜中心最早在国内开展了规范的ESD分级培训模式,通过手把手学习班、医护联动模式、初级培训模式等,为全国各级医院累计培养ESD骨干1500余名,对每个省份的ESD启动起到了关键作用;该成果于2015年欧洲UEGW大会交流(PO751)。经过内镜中心7年的推广培训,ESD工作在我国每个省份均得到了开展,使我国ESD手术量由2007年100例增加到2015年2万例。

黏膜下肿瘤的治疗方面,内镜中心首创的EFR技术已得到国际公认,无腹腔镜辅助EFR技术成功实现了深部和腔外生长的上消化道黏膜下肿瘤的完整切除,进一步扩大了内镜下治疗的适应证,该技术在2017年被ASGE制订的《消化道黏膜下肿瘤内镜诊疗指南》推荐。

内镜中心通过在国内每个省份进行大会演讲及手术演示广泛推广,通过举办国际国内会议和学习班、接纳进修培训等多种方式培养国内学员3000余名,带动了国内消化内镜微创治疗的整体水平。

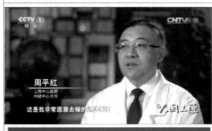

图 19-1 《大国工匠》宣传图

内镜中心还参与国家医疗队等地区扶贫建设活动,并在西藏、新疆、云南、浙江、江苏、江西等地建立了12家医院合作基地。内镜中心还是亚太消化内镜学会的培训基地之一,每年承担3～4位亚洲欠发达国家的内镜医师培训工作。

2016年,内镜中心周平红主任作为医疗界唯一代表入选由中宣部、全国总工会和中央电视台联合制作的新闻专题片《大国工匠》,其"工匠精神"被重点宣传,社会反响强烈(见2016年10月3日,央视新闻频道,周平红:食管肌肉与黏膜间毫米级夹层打开手术隧道,图19-1)。目前"周平红大国工匠工作站"已先后在云南省曲靖市第二医院、复旦大学附属中山医院徐汇医院等地挂牌,对于提升当地食管疾病内镜诊疗水平,打造消化内镜精品学科有着较大的推动作用。

三、寻求合作,走向国际

由于近年来在内镜微创切除治疗领域取得的突出成绩,项目组成员应邀先后在2012年纽约消化内镜年会、2014年悉尼国际消化内镜研讨会、2014年日本消化内镜协会年会及2015年杜塞尔多夫国际消化内镜研讨会等国际大会上演讲和手术演示300余次,推广内镜微创治疗食管疾病新策略。2012年,首次代表中国内镜医生登上美国

DDW 大会 Presidential Plenary Session 讲台。2013 年,首次代表中国大陆医生入围 DDW 内镜世界杯(Endoscopy World Cup)决赛。2016 年,首次担任内镜世界杯裁判。2019 年,首获内镜世界杯亚军。近年吸引来自美国、英国、日本、俄罗斯、德国、意大利、比利时、葡萄牙、瑞典、希腊、奥地利、澳大利亚、新西兰、印度、墨西哥等 21 个国家的国际知名医院(如美国 Mayo Clinic 等机构)的 120 名专家至内镜中心进修学习,开创了国外医生排队来中国学习内镜技术的先河。相关成果目前已推广至包括美国、英国、新加坡在内的 31 个国家和地区的 412 家医院,累计诊治消化道疾病 10 万余例,显著提高消化道疾病疗效与预后;同时在国际上创立了中国消化内镜医师的顶尖技术品牌,有力提升了中国消化内镜国际影响力,产生了良好的社会效益。

四、成绩斐然,人才辈出

内镜中心共主持国家自然科学基金面上项目 7 项,国家自然科学青年基金 7 项,省部级课题 24 项,另有其他课题 54 项,累计科研经费达到 2 200 万元人民币。共发表学术论文 300 余篇,其中发表在 *gastroenterology*,*Ann Surg*,*Clin Gastroenterol Hepatol*,*GIE* 等杂志 95 篇论文被 SCI 收录(累计 IF = 425.686);出版专著 16 本(含英文专著 1 本,*Atlas of Digestive Endoscopic Resection*)。内镜中心获 2010 年上海市医学科技进步一等奖,2011 年上海市科技进步三等奖,2014 年中华医学科技进步一等奖,2015 年上海医学科技二等奖,2016 年上海医学科技一等奖,2016 年上海市科技进步一等奖,2016 年中华医学科技三等奖,2017 年华夏医学科技一等奖,2017 年高等学校科学技术进步一等奖,2019 年国家科技进步二等奖(图 19 - 2)。

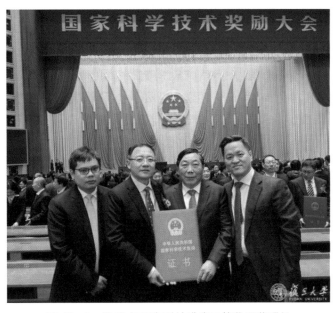

图 19 - 2　2019 年国家科技进步二等奖颁奖现场

（一）中心奠基者

姚礼庆教授:现任上海市内镜诊疗工程技术研究中心主任,复旦大学附属中山医院普外科主任医师、教授、博士研究生导师,复旦大学内镜诊疗研究所所长,复旦大学大肠癌研究中心顾问。兼任中国医师协会内镜分会副会长,中华消化内镜学会委员,全国医师定期考核消化内镜编辑专业委员会主任委员、外科学组组长,上海消化内镜学会前主任委员,上海市医师协会消化病分会副会长,全国及上海市医疗事故鉴定委员会委员,《中华胃肠病杂志》《中华消化内镜杂志》等 13 本杂志编委。荣获 2014 年上海市劳动模范,2015 年上海市先进工作者。获中国内镜杰出领袖奖,2001 年"上海市职工技术创新能手"荣誉称号,2002 年上海市"优秀发明成果三等奖",2003 年上海市"优秀发明成果二等奖",2008 年"复旦大学校长奖",2010 年"上海市世博先进个人奖"。2010 年获上海市医学科技一等奖、三等奖 2 项,2011 年获上海医学科技奖三等奖、华夏医学科技奖三等奖等奖项,2013 年获上海医学科技奖(成果推广)、上海科普教育创新奖二等奖,2014 年获中华医学科技奖一等奖、专利 6 项,卫生部和上海市课题 10 余项,发表医学论文 120 余篇,其中 SCI 收录论文近 30 篇,科普文章 80 篇,并担任《现代内镜学》《现代胃肠道肿瘤诊疗学》《内镜黏膜下剥离术》、*Atlas of Digestive Endoscopic Resection* 等 15 本专著主编,是国内著名的内镜外科专家,在内镜微创外科、结直肠癌外科诊治和吻合器治疗痔重度痔疮(PPH)方面经验丰富,处于国内领先水平。

（二）学科带头人

周平红教授:国际知名内镜微创治疗专家,外科学博士,博士研究生导师。现任复旦大学附属中山医院普外科主任医师、教授、内镜中心主任,上海内镜诊疗工程技术研究中心副主任,技术委员会主任,上海领军人才、上海市卫生系统优秀学科带头人、上海市医务职工科技创新能手。兼任美国消化内镜学会(ASGE)fellow(FASGE 中国唯一)、印度消化内镜学会(SGEI)终身荣誉会员,欧洲消化内镜学会(ESGE)、日本消化内镜学会(JGES)国际会员;2016"内镜世界杯"裁判(中国唯一代表);中华医学会消化内镜学分会副主任委员、外科学组和 NOTES 学组组长,中国介入医师协会消化内镜专委会副主任委员,中国抗癌协会肿瘤内镜学专业委员会委员,海峡两岸医药卫生交流协会消化病学专家委员会常务委员,上海市医学会消化内镜学专科委员会候任主任委员、ESD 学组组长,上海市中西医结合学会消化内镜学专科委员会副主任委员。*Translational Gastrointestinal Cancer* 副主编,*Endoscopy*、*Am J Dig Dis*、*United Europen Gastroenterol J*、*Hepatogastroenterology*、《中华消化内镜杂志》《中华胃肠外科杂志》《中华临床医学杂志》《中华诊断学杂志》《医学参考报——消化内镜频道》等期刊编委。以第一完成人荣获国家科技进步二等奖 1 项和省部级科技进步一等奖 3 项。

擅长胃肠道肿瘤的内镜微创和外科手术治疗。创造性地开展了几项世界领先的微创切除新方法;在 30 多个国家、地区大会演讲和手术演示,足迹遍布世界各地,吸引全球各国内镜专家前来观摩学习。

组织、主持第 12 届中日 ESD 高峰论坛。主编《内镜黏膜下剥离术》《消化内镜切除术》、*Atlas of Digestive Endoscopic Resection* 专著 3 部，医学视听教材 5 部，发表医学论文百余篇。

历经创始人姚礼庆教授和第二代领导人周平红教授的带领，中山内镜从最初草创时的"一个医生、一个护士、一条内镜"，由 2006 年起大发展，到如今复旦大学附属中山医院内镜中心已成为国际最大的消化内镜中心之一，但中山内镜人不会就此停下前进的脚步。凡是过往，皆为序曲；坚持创新，跃动腾飞！

（姚礼庆　孙　迪　余　情）

图书在版编目(CIP)数据

消化内镜治疗学/周平红,钟芸诗,姚礼庆主编. —上海:复旦大学出版社,2020.9 (2021.11 重印)
ISBN 978-7-309-15301-9

Ⅰ.①消…　Ⅱ.①周…　②钟…　③姚…　Ⅲ.①消化系统疾病-内窥镜-治疗　Ⅳ.①R570.5

中国版本图书馆 CIP 数据核字(2020)第 154541 号

消化内镜治疗学
周平红　钟芸诗　姚礼庆　主编
责任编辑/贺　琦

复旦大学出版社有限公司出版发行
上海市国权路 579 号　邮编:200433
网址:fupnet@ fudanpress.com　http://www.fudanpress.com
门市零售:86-21-65102580　团体订购:86-21-65104505
出版部电话:86-21-65642845
上海四维数字图文有限公司

开本 787×1092　1/16　印张 9　字数 192 千
2021 年 11 月第 1 版第 2 次印刷

ISBN 978-7-309-15301-9/R·1836
定价:90.00 元

如有印装质量问题,请向复旦大学出版社有限公司出版部调换。